猫背、肩こりをスッキリ改善

呼吸ストレッチ

医師が教える、健康寿命を
10年延ばす呼吸法

東京有明医療大学 学長
本間生夫

飛鳥新社

はじめに

唐突ですが、人は1日に何回呼吸していると思いますか？

正解は2万〜2・5万回だといわれています。24時間は8万6400秒なので、もちろん個人差はありますが、おおよそ4秒に1回程度のペースでしょうか。

無意識であるとはいえ、これほど繰り返しているわけですから、1回1回の呼吸を正しく行なうことができれば、身体にはさまざまなよい変化が現れます。メンタル（精神）面でいえば精神が安定し、自ずと身体の調子が整えられていきます。フィジカル（肉体）面でいえば、背すじが伸び姿勢が美しくなっていくことでしょう。


呼吸をするときに肺の伸縮をサポートしている筋肉を「呼吸筋」といいます。実は肺は自身の力で動くことができず、周りにある筋肉が代わりに伸縮することで、肺の動きをサポートしているのです。

本書は、この呼吸筋を柔らかくすることで、正しい呼吸を取り戻し、さらには正しい姿勢までを手に入れるということを目的としています。詳しくは本文で触れますが、呼吸と姿勢には切っても切れない関係があるのです。

そんな大切な呼吸ですから、正しく行なえていない場合は大変です。疲れやすさや集中力の低下など、気づかないうちにじわじわと私たちを蝕んでいくでしょう。なんとなくこれらの不調を感じている人は多くても、その原因が呼吸にあることまで知っている人は少ないのではないでしょうか。

呼吸がよくなれば、猫背や首・肩のこりが改善されます。寝つきや目覚めがよくなって、疲れが残らなくなります。背筋が伸びるから見栄えがよくなり、表情が若々しく明るくなります。心も軽くなって寿命まで延びることでしょう。大げさな話かもしれませんが、呼吸は心身両面への計り知れない影響力を秘めています。

本書を通して、奥深い呼吸の世界の一端を知っていただければ幸いです。

２０２０年　２月

本間生夫

もくじ

第2章

呼吸が身体を整えるしくみ ……… 063

第3章

毎日できる【部位別】呼吸ストレッチ ……… 103

呼吸と姿勢Q&A

からだと筋肉のしくみ 1

首・背中の筋肉

肩や首のこり、ストレートネック、猫背などの原因となる首・背中の筋肉。呼吸と合わせた無理のないストレッチでゆっくり伸ばしてあげましょう。

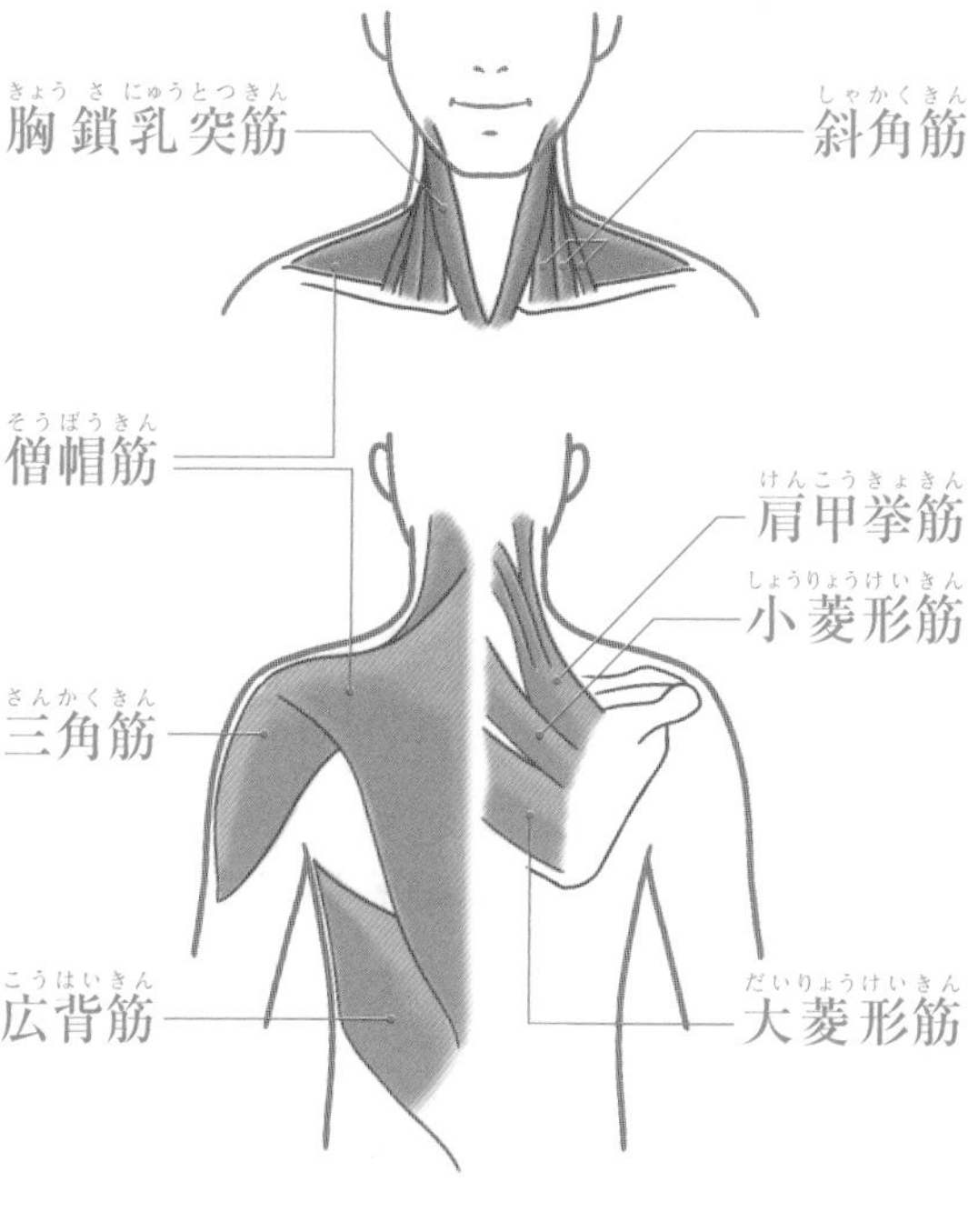

胸鎖乳突筋《きょうさにゅうとつきん》
斜角筋《しゃかくきん》
僧帽筋《そうぼうきん》
肩甲挙筋《けんこうきょきん》
小菱形筋《しょうりょうけいきん》
三角筋《さんかくきん》
広背筋《こうはいきん》
大菱形筋《だいりょうけいきん》

からだと筋肉のしくみ ❷

呼吸筋

前面

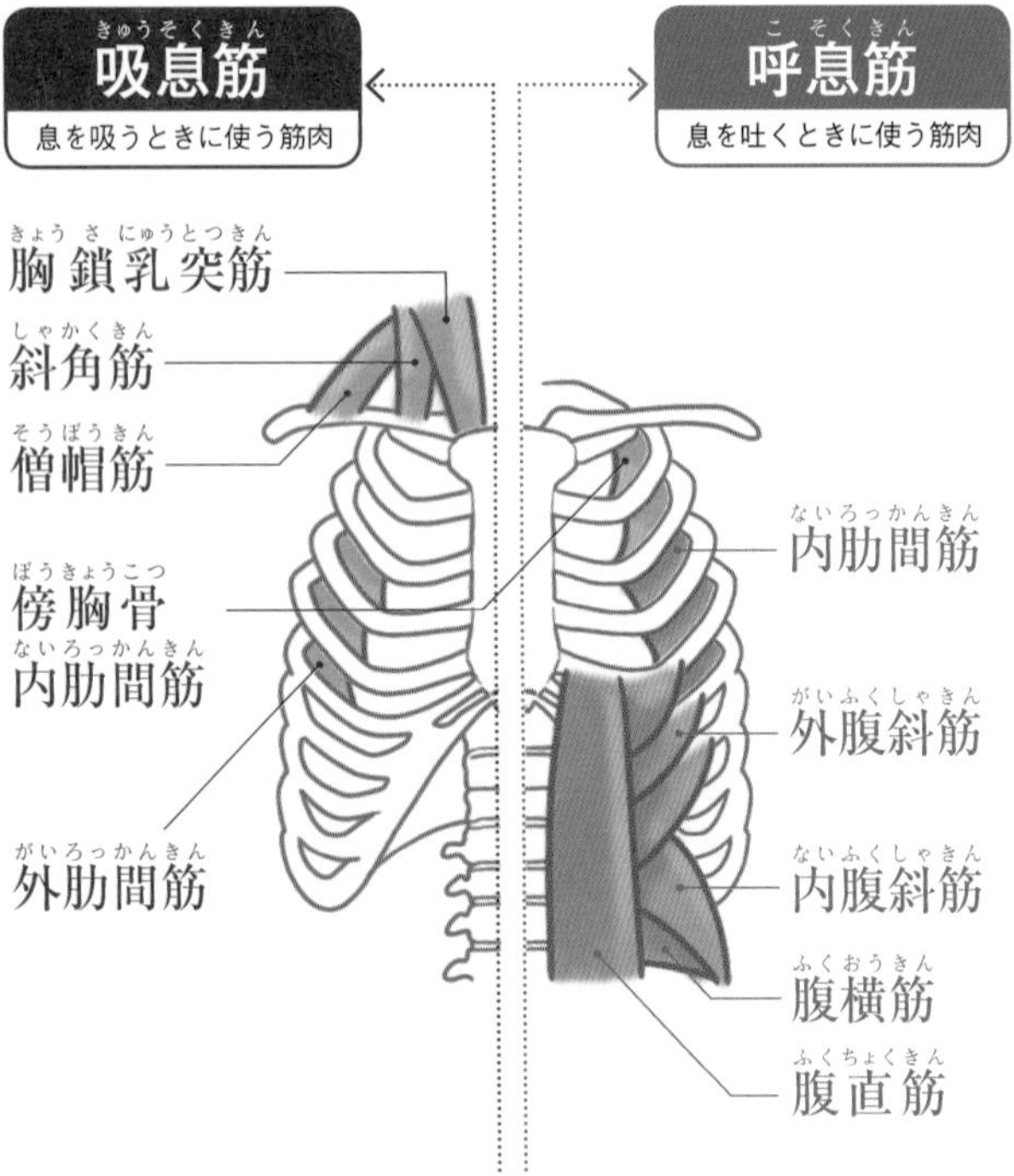
吸息筋《きゅうそくきん》
息を吸うときに使う筋肉
呼息筋《こそくきん》
息を吐くときに使う筋肉
胸鎖乳突筋《きょうさにゅうとつきん》
斜角筋《しゃかくきん》
僧帽筋《そうぼうきん》
傍胸骨《ぼうきょうこつ》
内肋間筋《ないろっかんきん》
外肋間筋《がいろっかんきん》
内肋間筋《ないろっかんきん》
外腹斜筋《がいふくしゃきん》
内腹斜筋《ないふくしゃきん》
腹横筋《ふくおうきん》
腹直筋《ふくちょくきん》

自力では膨らむことも縮むこともできない「肺」に代わって、胸郭を広げたり収縮させたりしている、呼吸に欠かせない筋肉が「呼吸筋」です。

背面

背中にある筋肉は姿勢を保つのに重要な筋肉ですが、呼吸筋でもあります。息を吸うための**吸息筋**です。

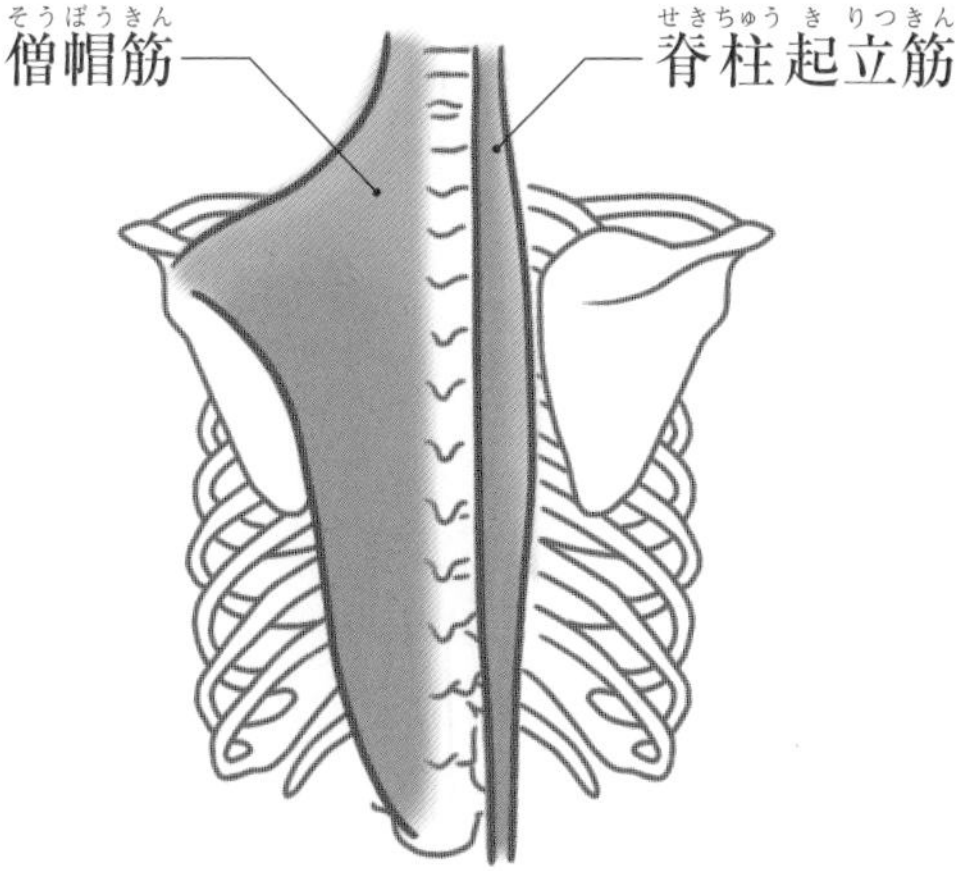

僧帽筋《そうぼうきん》
脊柱起立筋《せきちゅうきりつきん》

からだと筋肉のしくみ ❸

抗重力筋

正しい呼吸と正しい姿勢はワンセット。姿勢を保つには抗重力筋の働きが重要になってきます。以下に代表的なものを示します。

主要な抗重力筋

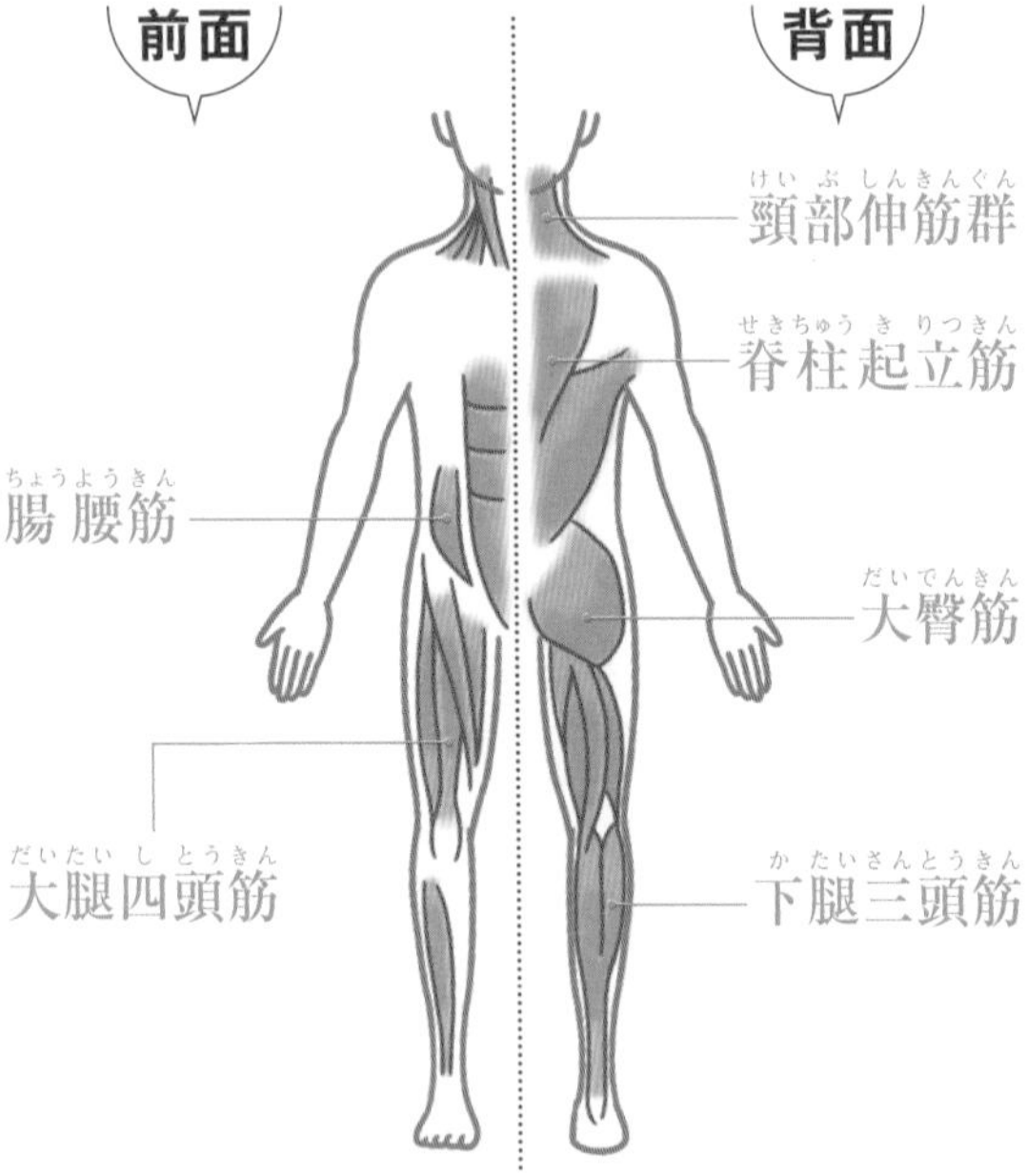
前面
背面
頸部伸筋群《けいぶしんきんぐん》
脊柱起立筋《せきちゅうきりつきん》
腸腰筋《ちょうようきん》
大臀筋《だいでんきん》
大腿四頭筋《だいたいしとうきん》
下腿三頭筋《かたいさんとうきん》

呼吸ストレッチ 3つのポイント

POINT 1

呼吸はゆるやかに

呼吸は、「吸うときは鼻から」「吐くときは口から」。ゆっくり、ゆるやかに行なってください。

POINT 2

動きにメリハリをつける

ただまんぜんと動作を繰り返すのではなく、筋肉を伸ばす、縮めるを、呼吸を意識しながらメリハリをつけて行ないましょう。

POINT 3

けっして無理をしない

伸ばせば伸ばすだけ効果が上がるわけではありません。無理な体勢になったり力を入れすぎたりしないようにしましょう。

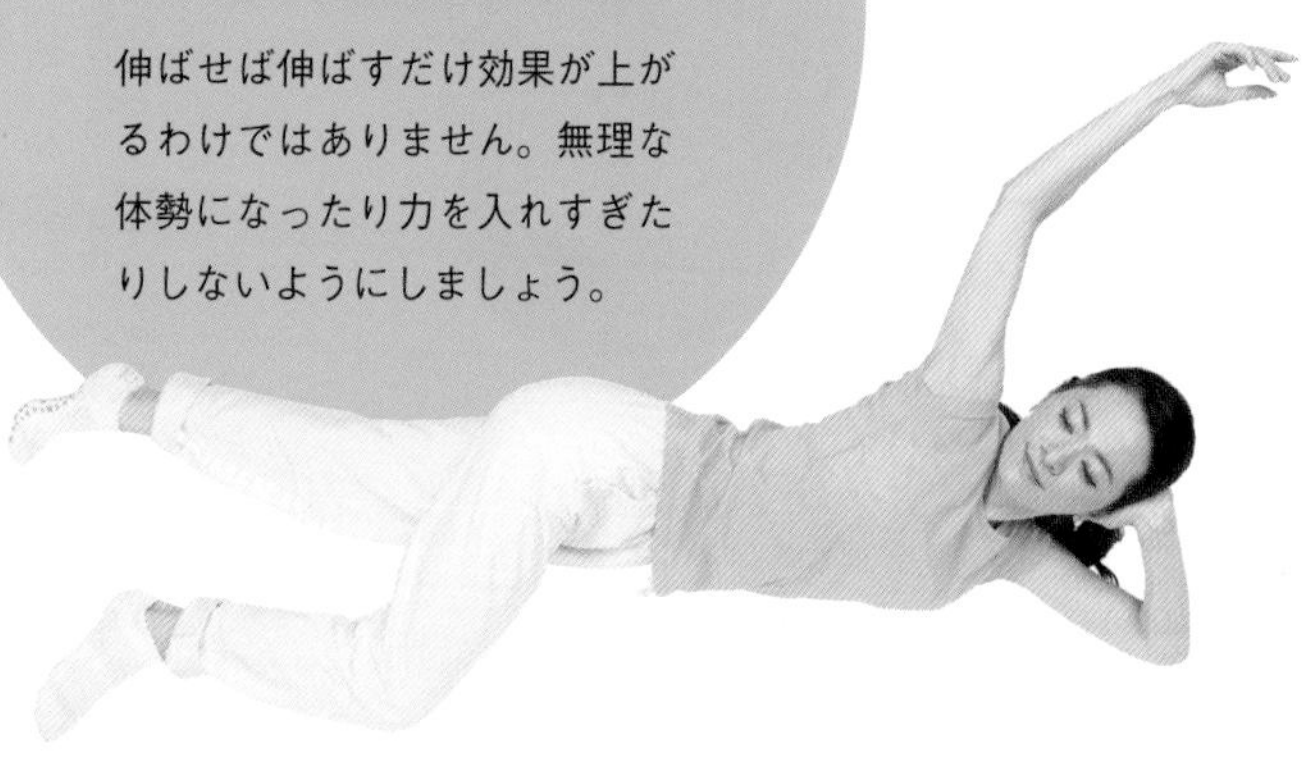

起床時や就寝前に!

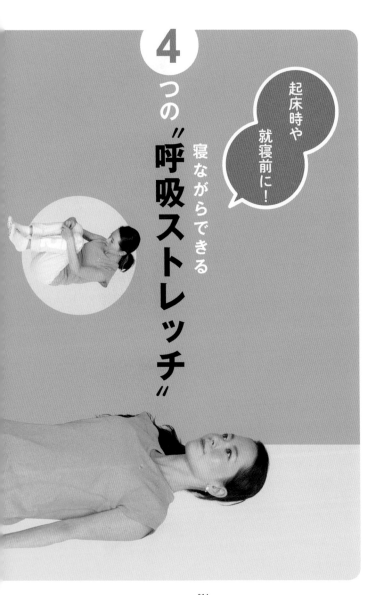

4つの〃寝ながらできる呼吸ストレッチ〃

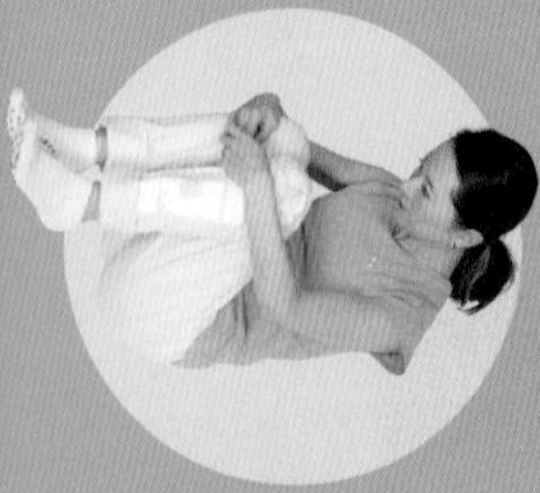

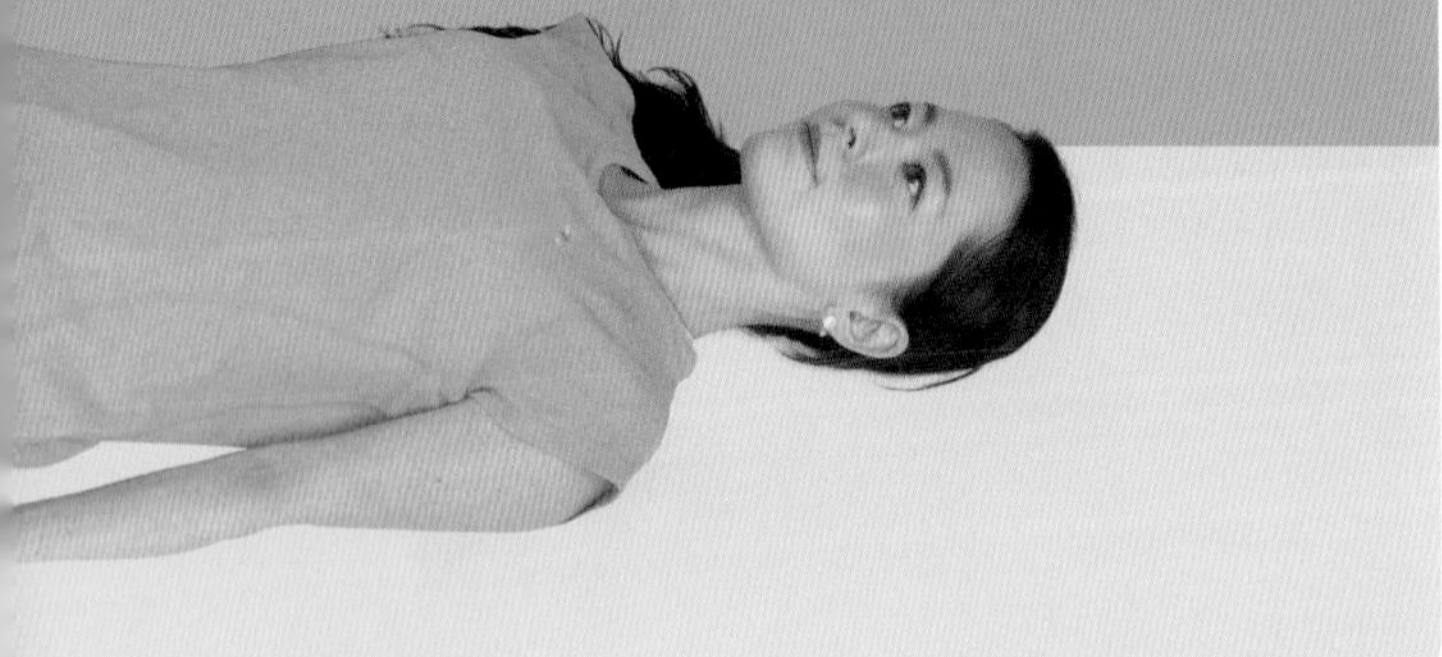

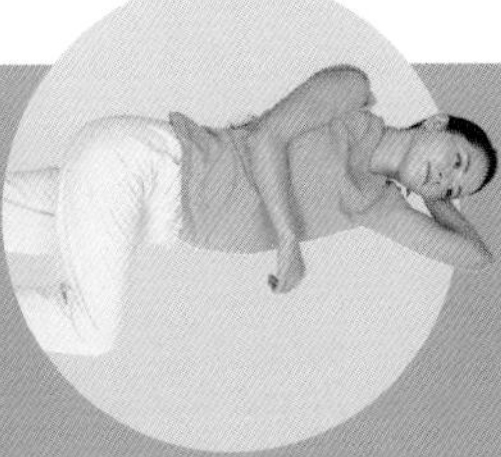

まずはじめにご紹介するのは、
寝た姿勢でできる４つの呼吸ストレッチです。
起床時に行なえば、
深い呼吸で脳や全身の筋肉に
新鮮な酸素が取り込まれ、
目覚めがよくなります。
また就寝前に
ゆったりとしたリズムで行なえば、
副交感神経が優位に働き
リラックスして寝つきがよくなります。

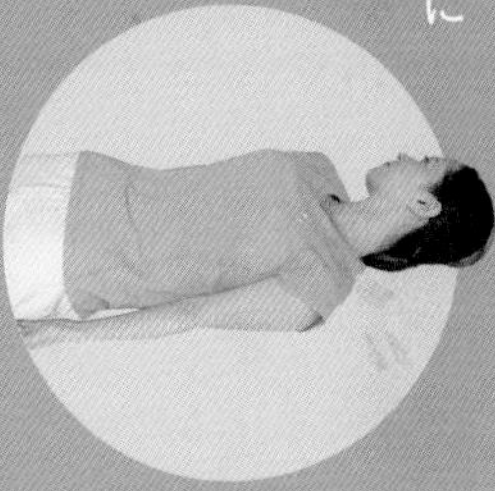

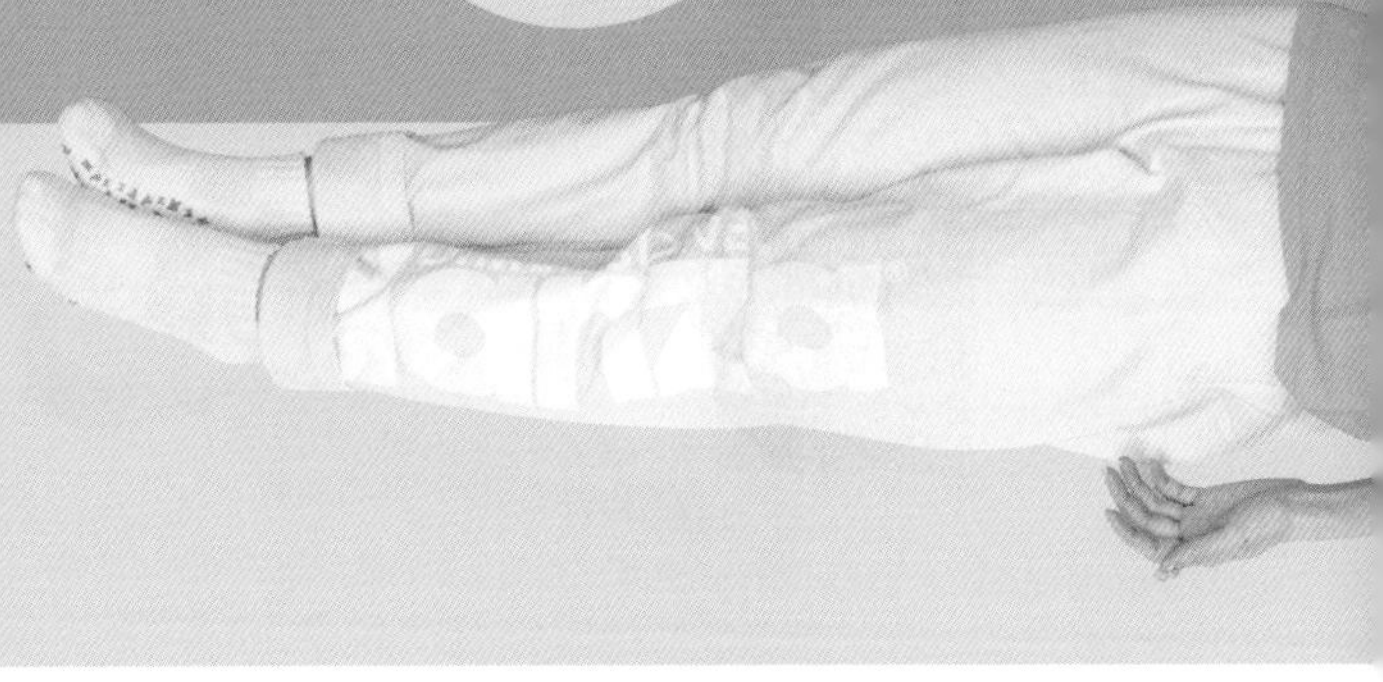

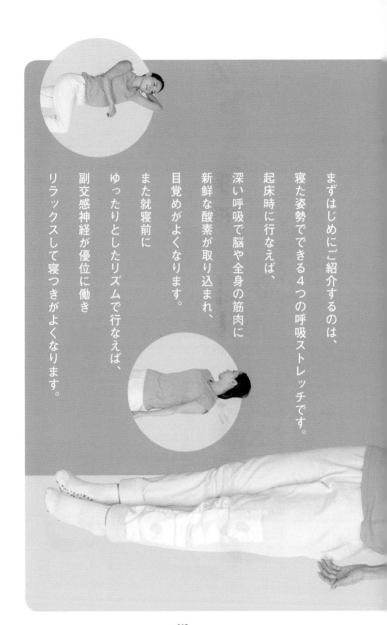

肩のストレッチ

呼吸に合わせて肩を上下にゆっくり動かします。

主にこの呼吸筋がストレッチされる！

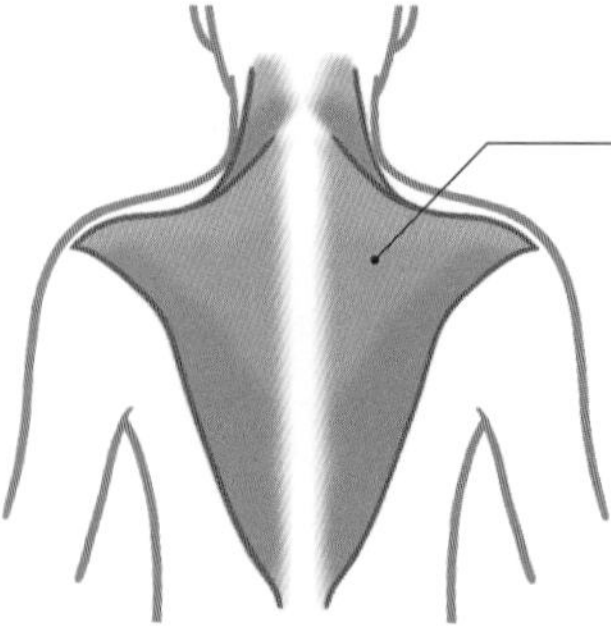

僧帽筋《そうぼうきん》

首の後ろから肩や背中まで広がる比較的大きな筋肉。肩をすくめたり、重い物を持ち上げるときなどに使われる。呼吸・姿勢でも重要な筋肉。

1

布団で仰向けになり天井を見ながら、呼吸を整える

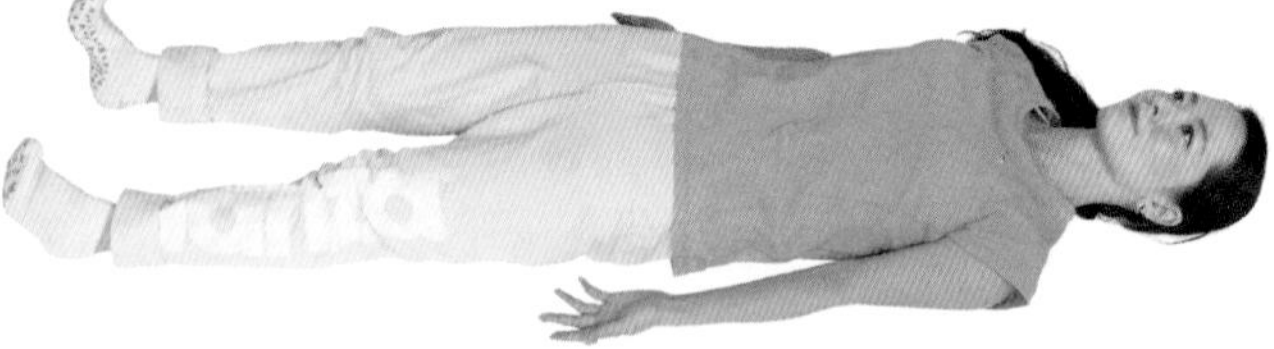

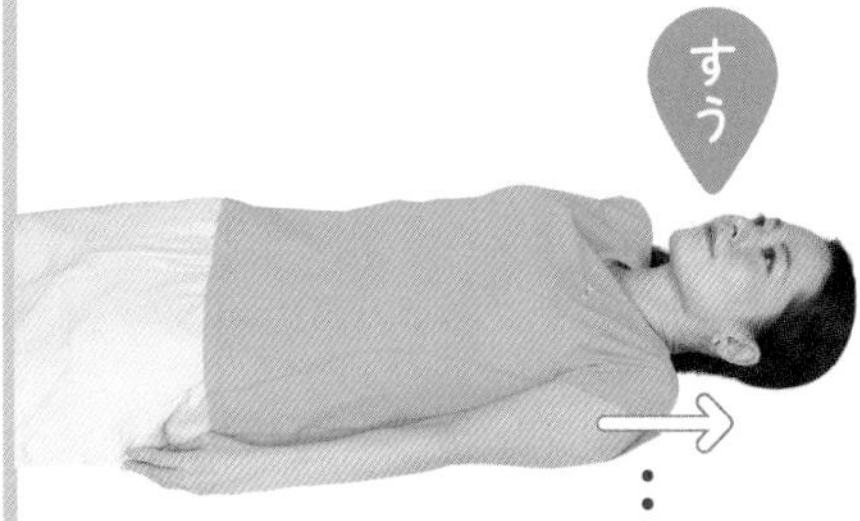

2

ゆっくりと息を吸いながら、肩を上げる

動作はゆっくりと呼吸に合わせて行なう

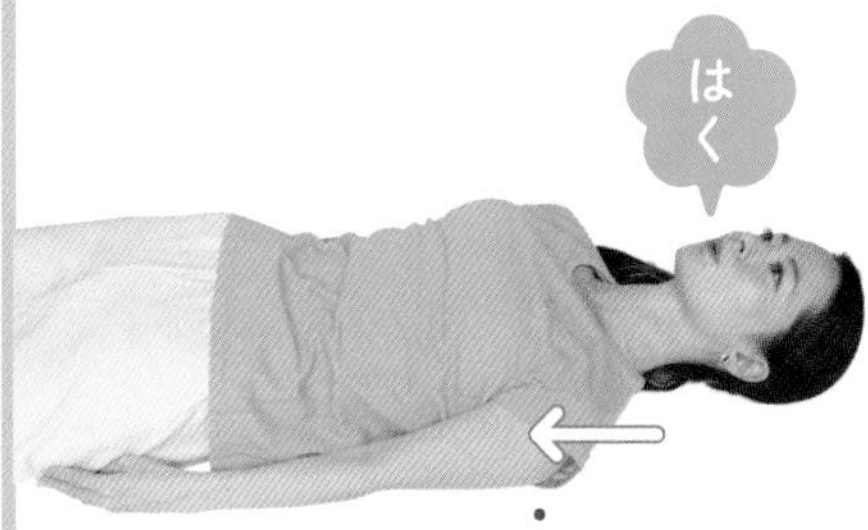

3

ゆっくりと息を吐きながら、肩を下げる

肩以外は動かさない

ゆっくりと
3回〜

首のストレッチ

呼吸に合わせて首を左右にゆっくり動かします。

主にこの呼吸筋がストレッチされる！

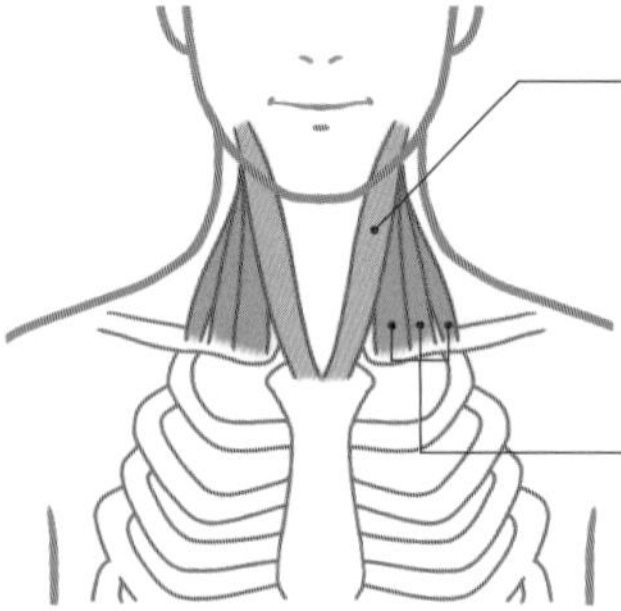

胸鎖乳突筋《きょうさにゅうとつきん》

首の横にある筋肉で、頭蓋骨側頭部から胸骨や鎖骨についている。首をかしげるような動作などで使われる。

斜角筋《しゃかくきん》

安静呼吸時でも呼吸筋として働いている。

1

布団で仰向けになり天井を見ながら、呼吸を整える

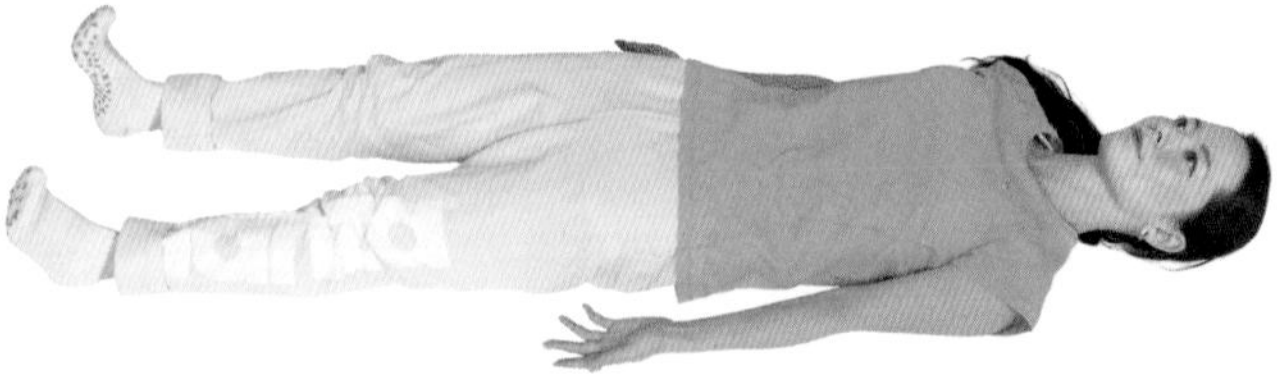

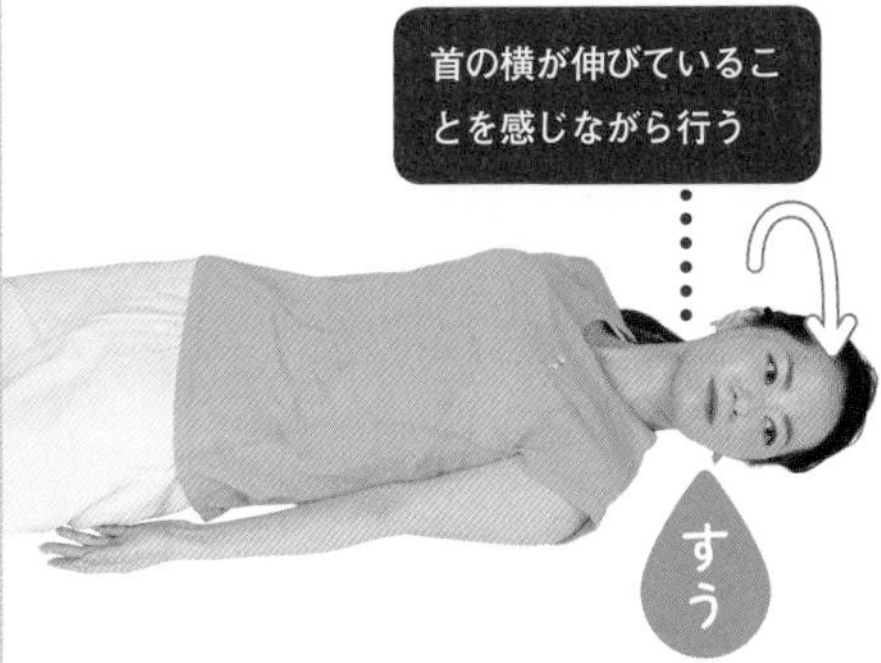
首の横が伸びていることを感じながら行う
すう

2

ゆっくりと息を吸いながら顔を横に向ける

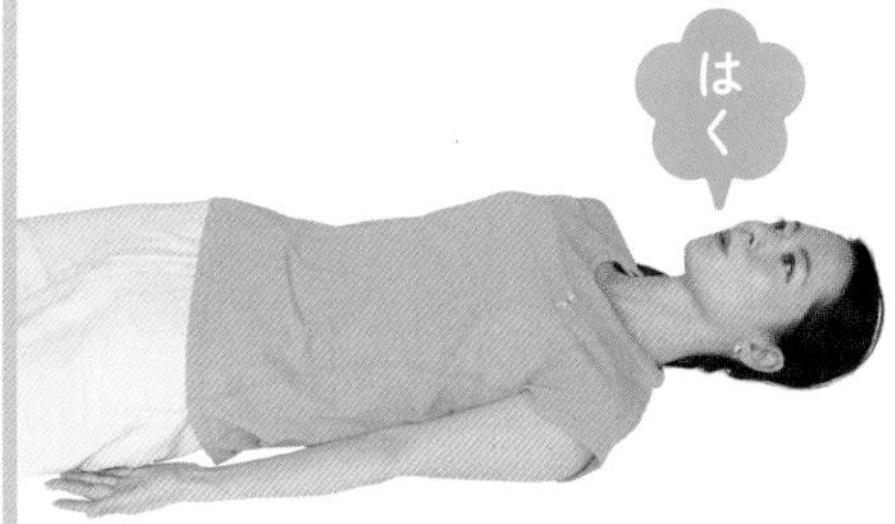
はく

3

ゆっくり息を吐きながら顔を正面に戻す

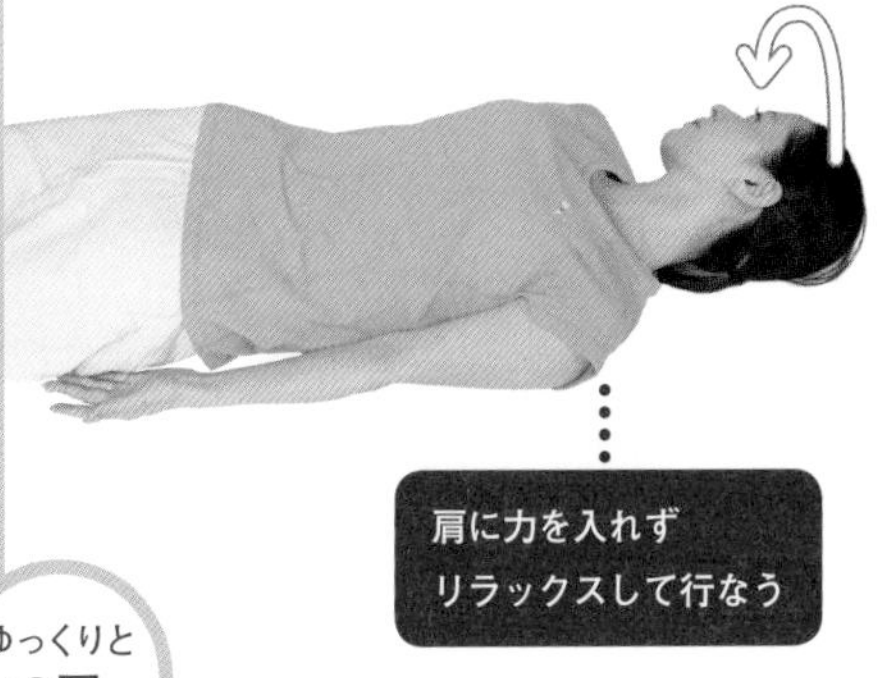
肩に力を入れず
リラックスして行なう

4

反対側も同様に行なう

ゆっくりと
各3回〜

胸・背中のストレッチ

息を吸いながら膝を抱えて身体を曲げ、吐きながら戻します。

主にこの呼吸筋がストレッチされる!

背面

脊《せき》柱《ちゅう》起《き》立《りつ》筋《きん》

背骨に沿うようにつく複数の筋肉の総称であり、姿勢を維持するときなどに使われる。呼吸筋としても重要な筋肉。

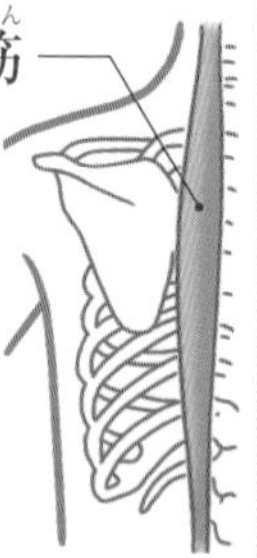

前面

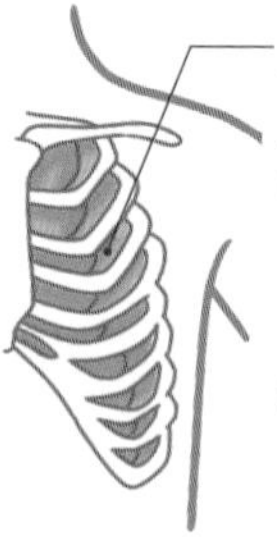

肋《ろっ》間《かん》筋《きん》

肋骨の間にある、呼吸にとって最も重要な筋肉のひとつ。胸を広げる外肋間筋と縮める内肋間筋がある。

1

布団で仰向けになり呼吸を整える

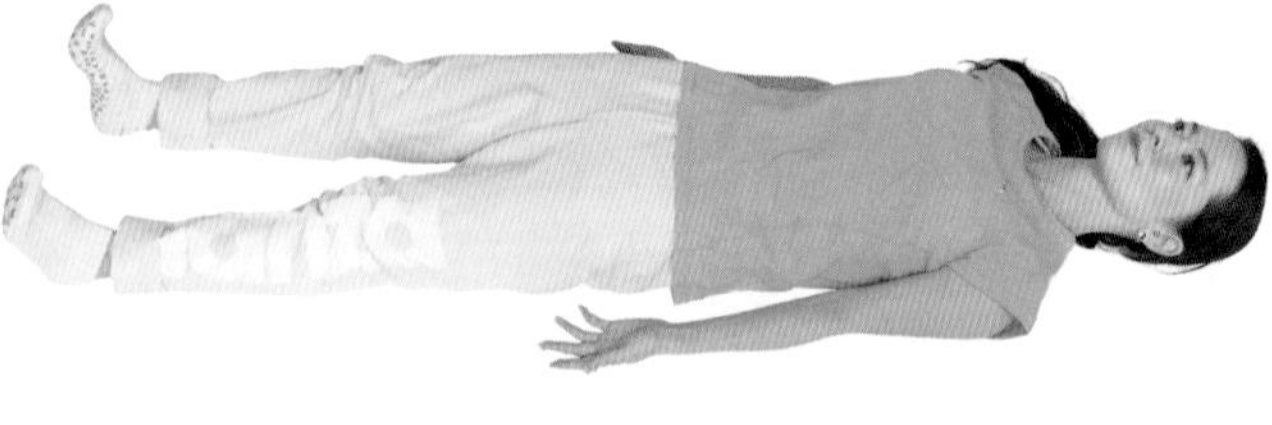

2

ゆっくりと息を吸いながら、膝を両手で抱える

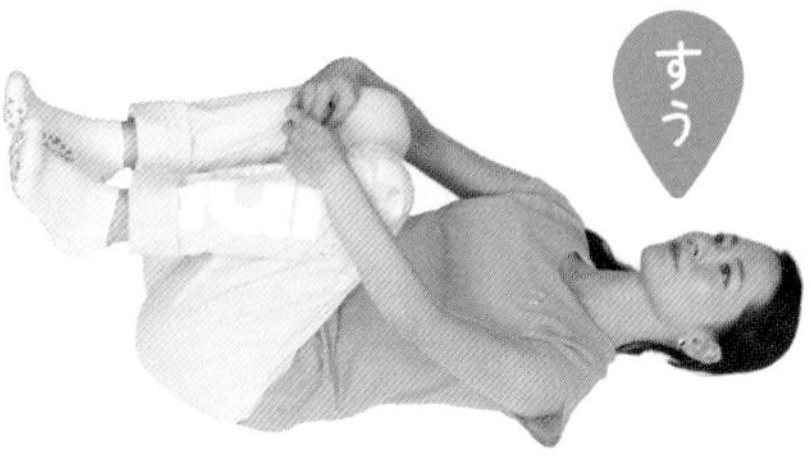
すう

3

息を吸いながらできるところまで膝を引き寄せ、背中を丸める

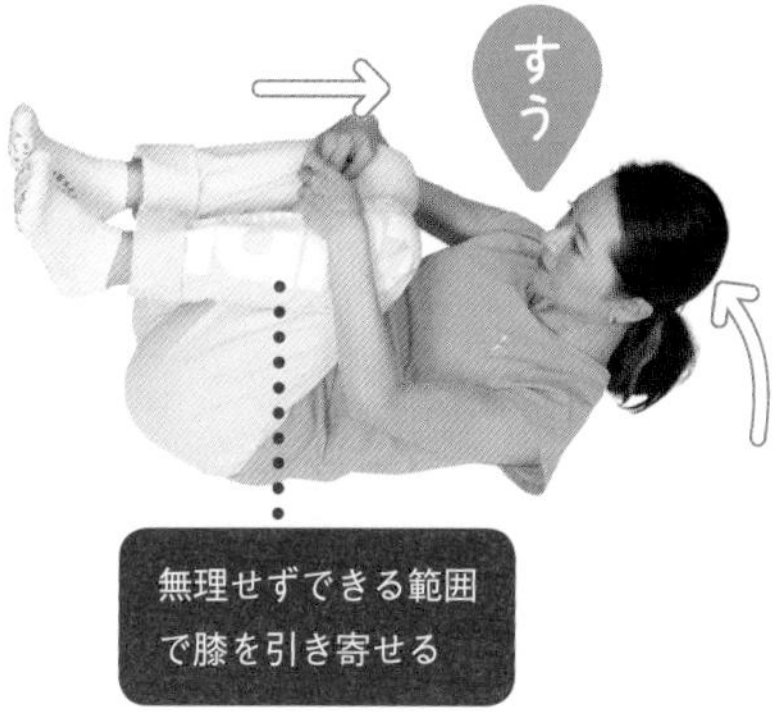
すう
無理せずできる範囲で膝を引き寄せる

4

ゆっくりと息を吐きながら、膝を伸ばして背すじも伸ばす。同時に腕を頭の上に上げると、さらに効果的

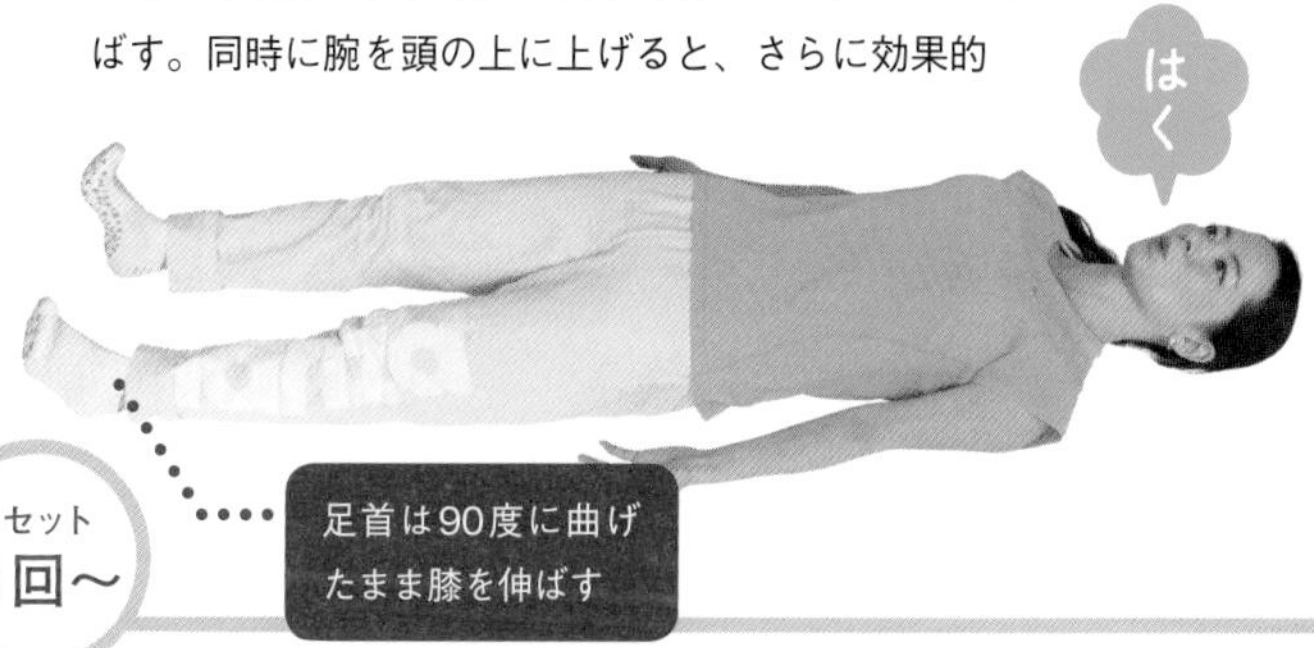
はく
足首は90度に曲げたまま膝を伸ばす

1セット
3回～

肩周り・胸郭のストレッチ

半身になり呼吸に合わせて腕を前から後ろに回します。

主にこの呼吸筋がストレッチされる！

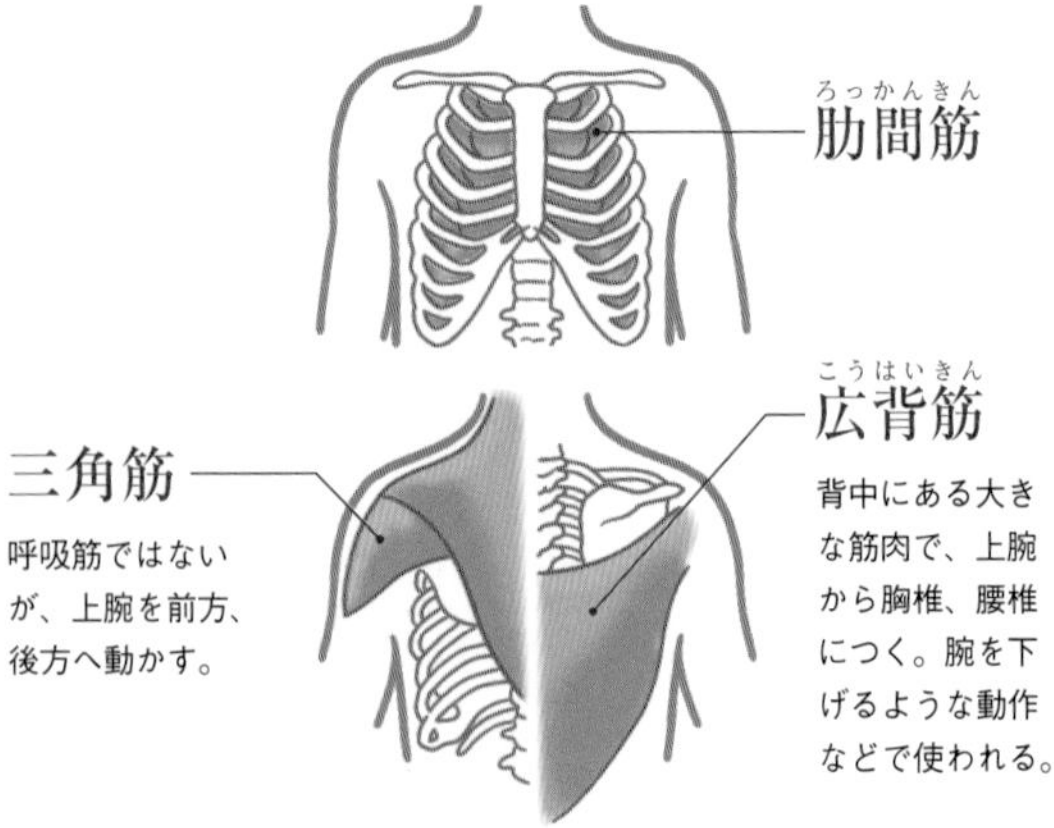
肋間筋《ろっかんきん》
三角筋
呼吸筋ではないが、上腕を前方、後方へ動かす。
広背筋《こうはいきん》
背中にある大きな筋肉で、上腕から胸椎、腰椎につく。腕を下げるような動作などで使われる。

1

膝を90度に曲げ、腕を前にして半身の姿勢になる

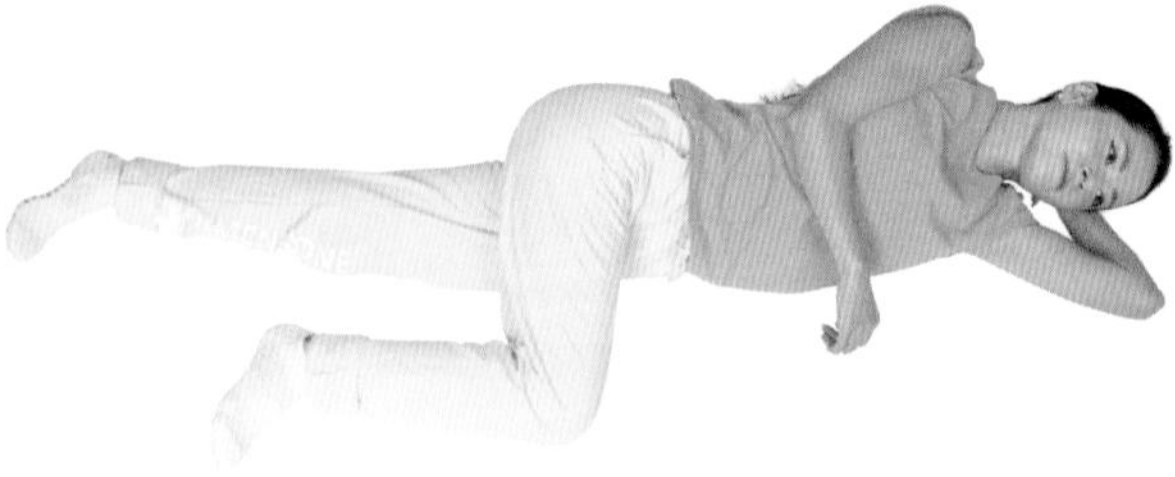

2

ゆっくりと息を吸いながら、腕を
前から頭のほうに上げていく

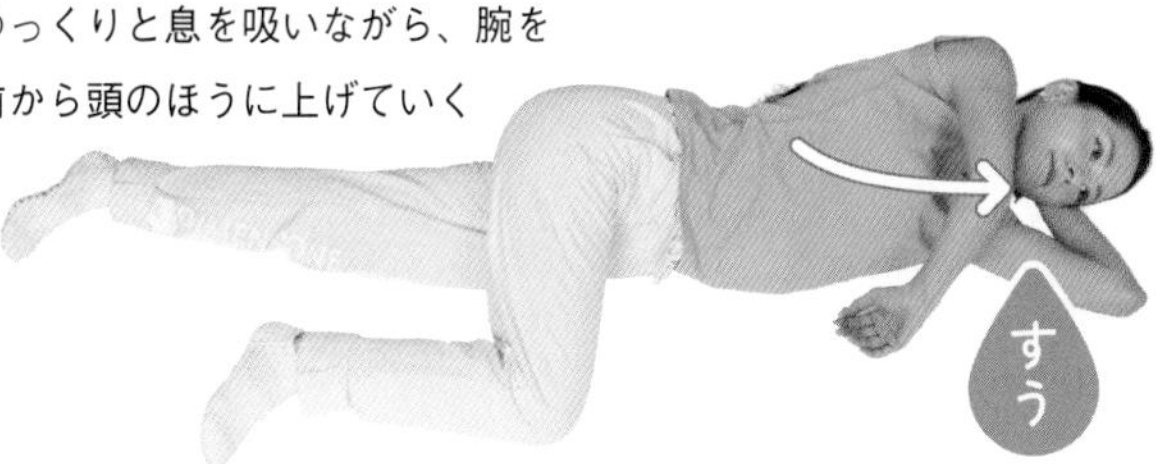
すう

3

回している腕が頭上にさしかかるあたりで
息を吸い終わるようにする

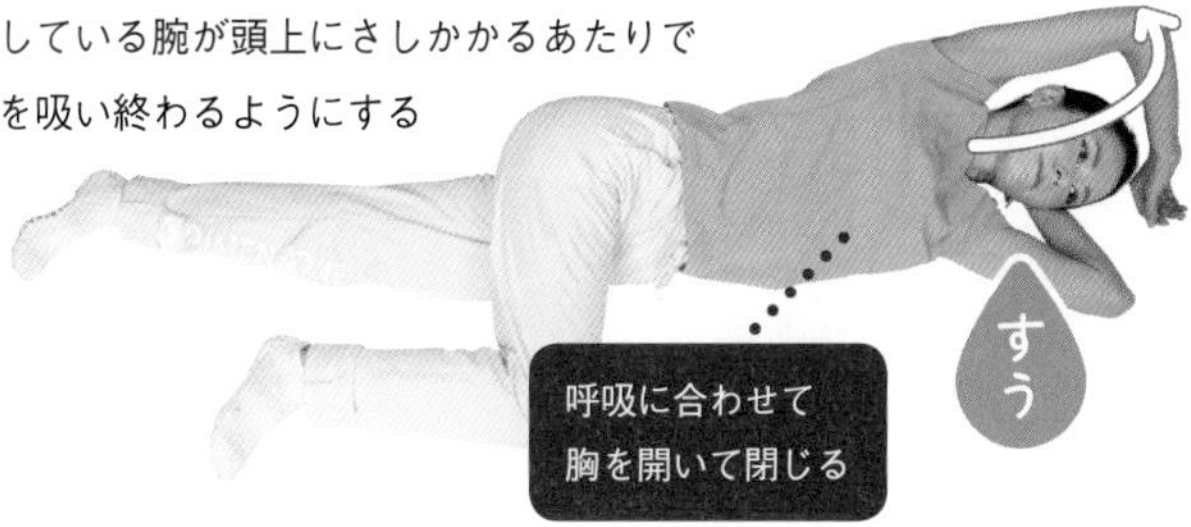
すう
呼吸に合わせて
胸を開いて閉じる

4

腕が頭上をすぎたらゆっくりと
息を吐きながら腕を背中側に回し、
元の位置に戻す。
反対側も同様に行なう

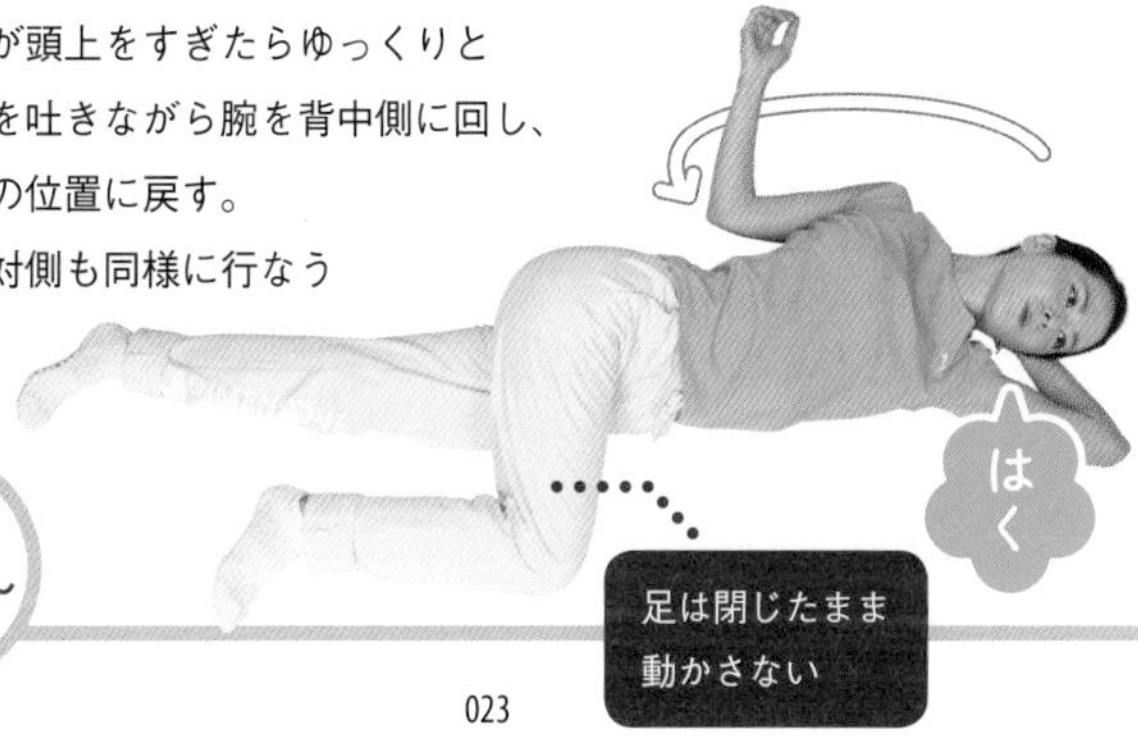
はく
足は閉じたまま
動かさない

1セット
各3回〜

呼吸ストレッチの

効果を上げるコツ

コツ1 毎日行なう

ストレッチは続けることが大切。本書に掲載しているストレッチのうち、ひとつでもいいので毎日行なうようにしましょう。

コツ2 「痛気持ちいい」で止める

ストレッチに無理は禁物。ゆっくりと「痛気持ちいい」ところまで伸ばすことが適切です。

コツ3 呼吸を止めない

息を止めてストレッチしても筋肉がこわばるだけ。「鼻からゆっくり吸って」「口からゆっくり吐く」を忘れずに。

コツ4 可能な限りゆっくり伸ばす

伸ばす時間はゆっくりであるほど効果的。ただし、我慢してまでゆっくりする必要はありません。続けていくうちに適切な時間が身につきます。

コツ5 ストレッチする筋肉と呼吸を組み合わせる

息を吸うときには「吸息筋《きゅうそくきん》」が、吐くときには「呼息筋《こそくきん》」が働いています。筋肉はストレッチしながら収縮させるとより柔らかくなるので、必ず呼吸と合わせて身体を動かしてください。
※詳細は本文でも説明します。

序章

呼吸を正せば
不調は消える

便利な世の中が呼吸を悪くする

「最後に深呼吸をしたのはいつですか？」

こう質問したとき、多くの方は答えを思い出せないのではないでしょうか。

残念なことですが、深呼吸は非日常のイベントになっているのかもしれませんね。

ひと昔前であれば、朝起きたときに窓を開け、朝日を浴びながら伸びをしていました。肺の奥まで新鮮な空気を吸い込み、「ああ、またすばらしい朝がきた！」とわくわくしていたものです。

しかし現代は違います。

朝起きた瞬間から枕元にあるスマートフォンに手を伸ばし（そもそも目覚まし時計として使っている？）、画面にくぎづけになり、満員電車に揺られながらスマホで時間を潰し、オフィスではイスに座りＰＣ画面とにらめっこ。

このような生活を送っているのであれば、姿勢や呼吸が悪くならないはずがありま

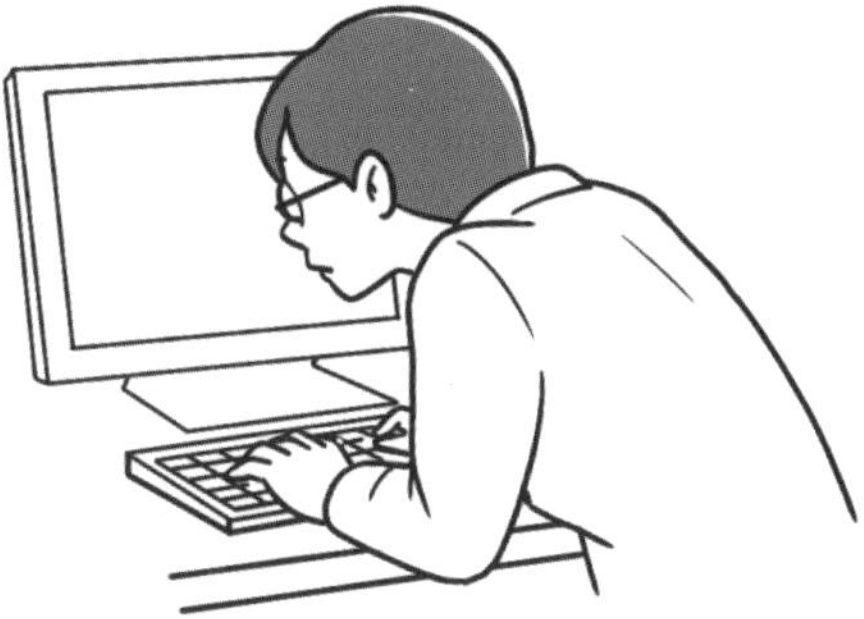

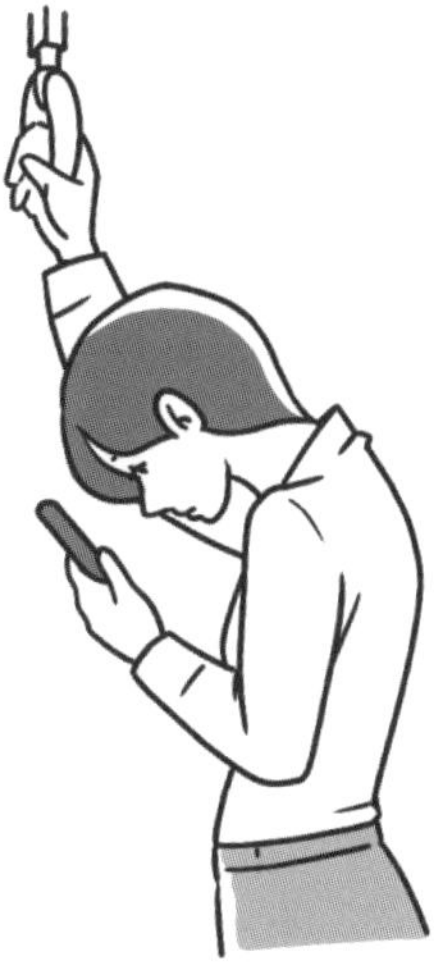

長時間のデスクワークやスマホの使用により、不自然な前かがみの姿勢を保つことで引き起こされる猫背やストレートネック。
頭部の重心が前方に偏るため、それを支える首、肩、背中など周囲の筋肉がこわばり、加えて胸が狭く呼吸も浅くなる。

せん。

世の中は目まぐるしいスピードで進歩し続けています。

それは、私たちの肉体が適応するスピードを超えてしまっているのかもしれません。

たかが呼吸、たかが姿勢と思われるかもしれませんが、悪い状態が慢性化し、それが習慣になってしまうことは、確実に健康を害します。

このような生活では、本来人間が健康に生きていくための姿勢や呼吸ができなくて当然でしょう。丸まった背中では深い呼吸ができません。

姿勢に関してもう少し詳しく話しましょう。背中が丸くなることを一般的には**猫背**といいますが、医学的には**脊柱後弯症**《せきちゅうこうわんしょう》といいます。高齢者、特に女性に多くみられますが、骨粗しょう症や軟骨の石灰化が原因となってきます。

脊柱後弯症になると肋骨と肋骨の間が狭くなり、胸が小さくなってきます。そうなると深い呼吸ができず、浅くて速い呼吸になってしまいます。ですから、器質的異常がない若い人でも、背中を丸め、手元の画面を注視する生活を続けていると、呼吸にとってよいことはありません。

呼吸は間違ったやり方でもできてしまう

人の身体が何の力で動いているのか考えたことはありますか？　ヒジの曲げ伸ばしや眼球をぐるぐる回すこと、または心臓がドキドキと拍動することや呼吸をして酸素を肺に取り込むこと。

実は、これらはすべて**筋肉が伸縮する力で行なわれている**のです。ヒジの曲げ伸ばしや眼球の動きに関しては何となくイメージできると思いますが、心臓の拍動や呼吸も筋肉によるものなのです。

心臓を拍動させるのは**心筋**という心臓の筋肉です。伸縮する心筋がポンプのような役割を担い全身に血液を循環させています。

では、呼吸によって肺に空気を取り込むのは肺筋でしょうか？　いえ、違います。肺筋などという筋肉はありません。そもそも**肺には筋肉がないので、肺自体の力で大きく膨らませたり縮めたりすることはできません**。肺の伸縮は、横隔膜をはじめ、体幹とその周辺のさまざまな部位の筋肉によって行なわれているのです。肺を覆う肋骨周りについた筋肉や（ここだけでも20種類以上あります）、お腹や背中、肩周りの筋肉も、呼吸に一役買っています。

そのため、仮に肋骨周りの筋肉に問題が生じても、私たちはほかの筋肉を使って呼吸を続けることができます。しかし、これは裏を返せば、呼吸はどこかの部位にトラブルが起きても、なかなかそれに気づけないということです。

私たちの生活は、真綿で首を絞めるように、ゆっくりと呼吸を悪化させていきます。正しい呼吸ができなくなったからといって呼吸を止めるわけにはいきません。私たちの身体は、呼吸をサポートできるすべての筋肉を動員して、なんとか呼吸を保とうとがんばります。

しかしそれは、明らかに無理をした呼吸です。

- 息苦しさ
- 慢性的な疲労感
- 集中力の低下や不安感

もしこれらを感じているのなら、呼吸や姿勢が原因かもしれません。

詳しくは第2章で紹介しますが、浅い呼吸ではまず肺に空気が残り続けてしまいます。本来外界と肺との間で交換されるはずの空気が身体の中で淀《よど》み続けるのです。明らかに健康的ではありません。それならば新鮮な空気を人為的に補給すればいいじゃないかと、近年では酸素カプセルや酸素スプレーなどというものも登場しました。しかしそれは、いっときの安らぎにはなるかもしれませんが、根本的には何の解決にもなりません。

大切なのは、**身体の中にある酸素と二酸化炭素のバランス**なのです。

このバランスが崩れると、いくら酸素を補給しても、脳や筋肉はそれを受け取ることができません。

姿勢も同じです。

猫背の人がいっとき姿勢を正したとしても、きっとまたすぐに背中が丸まってしまうでしょう。丸まった姿勢での生活が習慣になってしまったら、もはや正しい姿勢でいることのほうが身体にとってのイレギュラーになってしまいます。本来は正しい姿勢のほうがよいはずなのに、身体中の筋肉がその状態に対応できなくなっているのです。これでは、いくら意識しても、正しい姿勢を身につけることはできません。

呼吸と姿勢は同じ筋肉を使っている

でも、安心してください。

姿勢も呼吸も、実は簡単に正せます。

なぜなら、**呼吸と姿勢は同じ筋肉を使っている**からです。

もちろん、すべての筋肉が同じというわけではありません。しかし、体幹にある筋肉のほとんどが呼吸と姿勢の両方に深く関わっていることは事実です。

具体的には、脊柱起立筋《せきちゅうきりつきん》などの背側の筋肉と腹筋などの腹側の筋肉です。

起立している、つまり立っているときには特に背筋群が重要です。

猫背のまま背中の筋肉が凝り固まっていては、呼吸も浅くなるでしょう。

一方、凝り固まっていなくても、加齢によって抗重力筋《こうじゅうりょくきん》（P80参照）である背中の筋肉が重力に負けて猫背になっているという方もいるでしょう。

いずれにせよ、本書でご紹介するストレッチが効果的です。

凝り固まった筋肉をほぐし、正しい姿勢と呼吸に必要な筋力を与えます。

これらは決してハードなものではありません。本来私たちが持っていた呼吸、姿勢を取り戻すためのものです。日常生活で筋肉痛にはなりませんよね。それと同じです。

続けることで、まずは目に見えて姿勢がよくなるでしょう。

そして、いつの間にか呼吸がラクになり、心身に活力が生まれてくるはずです。呼吸がよくなることは、心身に確実に好影響を及ぼします。

呼吸も姿勢も、日常生活の一部です。それと同時に、「道」を極めた達人たちの極意としても取り上げられるほど、奥深いものでもあります（第1章にて、いわゆる達人といわれる人たちが、いかに呼吸を大切にしていたかをご紹介します）。

なにも達人のようになってほしいとはいいません。ですが、最後に深呼吸したときの清々しさを思い出してください。
この快感を、読者のみなさんの当たり前な日常にしたいのです。
そして、同時に美しい姿勢も身につけられたら素敵ですよね。
わがままにいきましょう。本書は一石二鳥を狙います。
二兎を追う者は……なんてことにはいたしません。
なぜなら、呼吸と姿勢は切り離せないものだからです。

本書の目的

- 正しい呼吸法を身につける
- 正しい呼吸によって、美しい姿勢を身につける
- 正しい呼吸と美しい姿勢によって心身を健康に保ち、積極的な行動、充実した人生を送る支援をする

第1章

呼吸と姿勢の基本は「道」にあり

「道」がつくものは呼吸と姿勢を重視する

日本語には呼吸や姿勢に関する慣用句が多くあります。

息が切れる。

肩で息をする。

息が合う。

息が詰まる。

腰が低い。

背筋が凍る。

腰が抜ける。

もっと思い浮かぶ方もいるでしょう。冷静に振り返ると、けっこう不思議なことですよね。息が合う、などは別に呼吸そのものを意味していませんし、腰が低いなども別の意味で使われます。呼吸や姿勢は、それほどまでに、私たちの状態だけでなく心の状態も表しているのです。

そして、それは日常にとどまりません。「道」を極めた達人の極意も、呼吸であり姿勢です。どなたでも構わないのですが、その道の達人をイメージするとき、その人の姿勢はいいのではないでしょうか。実はそれも、根拠のないイメージではないのです。


呼吸と姿勢には深い結びつきがあり、そもそも、日本人はさまざまな局面で呼吸や姿勢と深く結びついているのです。たとえば、茶道・書道、そして剣道などの武道もそうですが、「道」とつくものの極意には、呼吸と姿勢が必ず登場します。

日本史上の偉人の中にも、ここぞという場面を呼吸で乗り切った人がいます。

本書は、呼吸と姿勢の関係の一端をご紹介することで「呼吸を正して姿勢を治そう」というものです。

しかし、それだけでは少しもったいないとも思うのです。日本では古来「道」とつくものには、何かしら呼吸と姿勢が関わっていました。ですので、単に姿勢がよくなること以上に、もっと奥深い呼吸と姿勢の魅力、そしてそれらが、遠い昔からこの日本に根付いていることをお伝えできたらとも思うのです。

まずは本書では紹介しきれない、呼吸と姿勢の深い部分を、達人たちを通してお伝えしましょう。

織田信長は合戦前に能を舞っていた

呼吸によって自身を奮い立たせていた人物として最も有名なのは、**織田信長**でしょう。織田信長は戦国時代の覇者であり、日本人で知らない人はいないといってもよいほどの偉人です。

とはいえ、織田信長も当初は尾張の小大名でした。そんな織田信長を一躍有名にしたのは、桶狭間《おけはざま》の戦いです。

そして、信長はこの桶狭間の戦いの直前に能（詳しくは幸若舞《こうわかまい》といいますが、能の一種と考えてよいでしょう）を舞いました。

桶狭間の戦いは、永禄3年、今川義元の尾張領への進軍によって始まります。その軍勢は2万5000。対する織田軍は3000（異説あり）。絶望的な戦力差です。

「絶対に勝てない」

「もう織田家は終わりだ」

周囲の大名も、織田家の家臣たちでさえ、そう思っていたに違いありません。『信長公記』には、その当時の様子が記されています。

今川義元の進軍によって絶体絶命であるにもかかわらず、信長は家臣たちを集めたものの、特に何もするでもなく解散します。家臣たちは「織田の命運も尽きた」と帰っていきました。そして夜明け前、鷲津砦《わしづとりで》と丸根砦《まるねとりで》が囲まれたとの報せを受けた信長は、ひとり部屋にこもり能を舞います。

『人間五十年 下天の内をくらぶれば 夢幻の如くなり 一度生を得て滅せぬ者のあるべきか』

『敦盛《あつもり》』を舞った後、信長は打って変わって戦の指示を出し、鎧を身につけ立ったまま食事をし、馬に乗って駆けて行きました。あまりの行動の早さに、ついていけた家臣はたったの5騎だけだったと『信長公記』には記されています。

能を見たことがない方には、イメージしづらいかもしれませんが、能は息づかい（呼吸）の芸能です。舞台上の役者たちはみな、面をかぶっているので顔が見えません。表情が見えなくても心が伝わってくるのは、彼らの呼吸に秘密があるからなのです。能は、呼吸によって心を伝えるという、西洋の演劇とは異なるアプローチを用いています。

私が最初に信長を取り上げた理由は、この能にあります。動きは大きくなく、表情は面に隠れていて見えません。それでも役の心の動きが我々観ている者に伝わってきます。

たとえば、能の名曲のひとつである「隅田川」。シテ（役者）からは悲しみに暮れる母親の心が伝わってきます。この心の変化を何が伝えているのか、私は興味を持ち研究したことがあります。

観世流シテ方の梅若猶彦《うめわかなおひこ》さん（静岡文化芸術大学教授）との研究から、呼吸が心を映していることを明らかにしました。

舞台芸術での心の表現（表象といいます）には、表情や動きで示す外的表象と、内面だけで表現する内的表象があります。能は世界でも稀な内的表象を重視する舞台芸術ですが、その内的表象は呼吸に投映されていたのです。

のちにもう少し詳しく書きますが、不安や怒りなど、感情をつくり出している脳は呼吸のリズムで動いているのです。呼吸と感情、あるいは大きく**「呼吸と心」は、一体で動いている**というのが私の考えです。みなさんが深呼吸すると心が落ち着くというのも、まさに呼吸と心を生み出す脳の部位が同じだからです。

さて、話を信長に戻しましょう。

信長が舞った『敦盛』には、ふたつの効果があったと考えています。

ひとつ目は、**ルーティンの力**です。ラグビーの五郎丸選手のポーズで一躍有名になりましたが、ここぞというときに集中力を発揮するために、ルーティンは効果的です。信長にとって、踊りなれた『敦盛』を舞うことは、非日常状態にあった自分の心を平常に落ち着かせ、研ぎ澄ませるための手段だったのでしょう。

ふたつ目が、**呼吸の力**です。先に述べてきたように、心と呼吸は深く結びついています。以前、NHKの「歴史秘話ヒストリア」という番組で信長の特集が組まれたことがあります。その中で私は、桶狭間の戦いでの信長の心を呼吸から解説しました。その際にシテ方の梅若猶彦さんに『敦盛』を舞っていただいたのですが、始める前に比べて、舞った後のほうが彼の呼吸はゆっくりになっていたのです。

私の呼吸と心理に関する最初の研究で、不安の度合いと呼吸数がきれいに相関し、不安の度合いが高いほど呼吸が速いことを示しました。

私たちが抱く信長のイメージは、残忍ではあるが何ごとにも動じない強い武将です。しかし、その一方で、実際は常に不安で心配性だったのではないでしょうか。

おそらく信長は、絶体絶命の状況で『敦盛』を舞うことで、不安を鎮め一度己の精神状態をニュートラルに戻して、静かに闘志を燃やしていたのではないでしょうか。

そしてその結果が、歴史に残る大勝となるのです。

近年の研究によって、呼吸が精神に作用することが証明されてきています。ですが、そんなデータのない戦国時代から、呼吸の重要性は認められていたのでしょう。

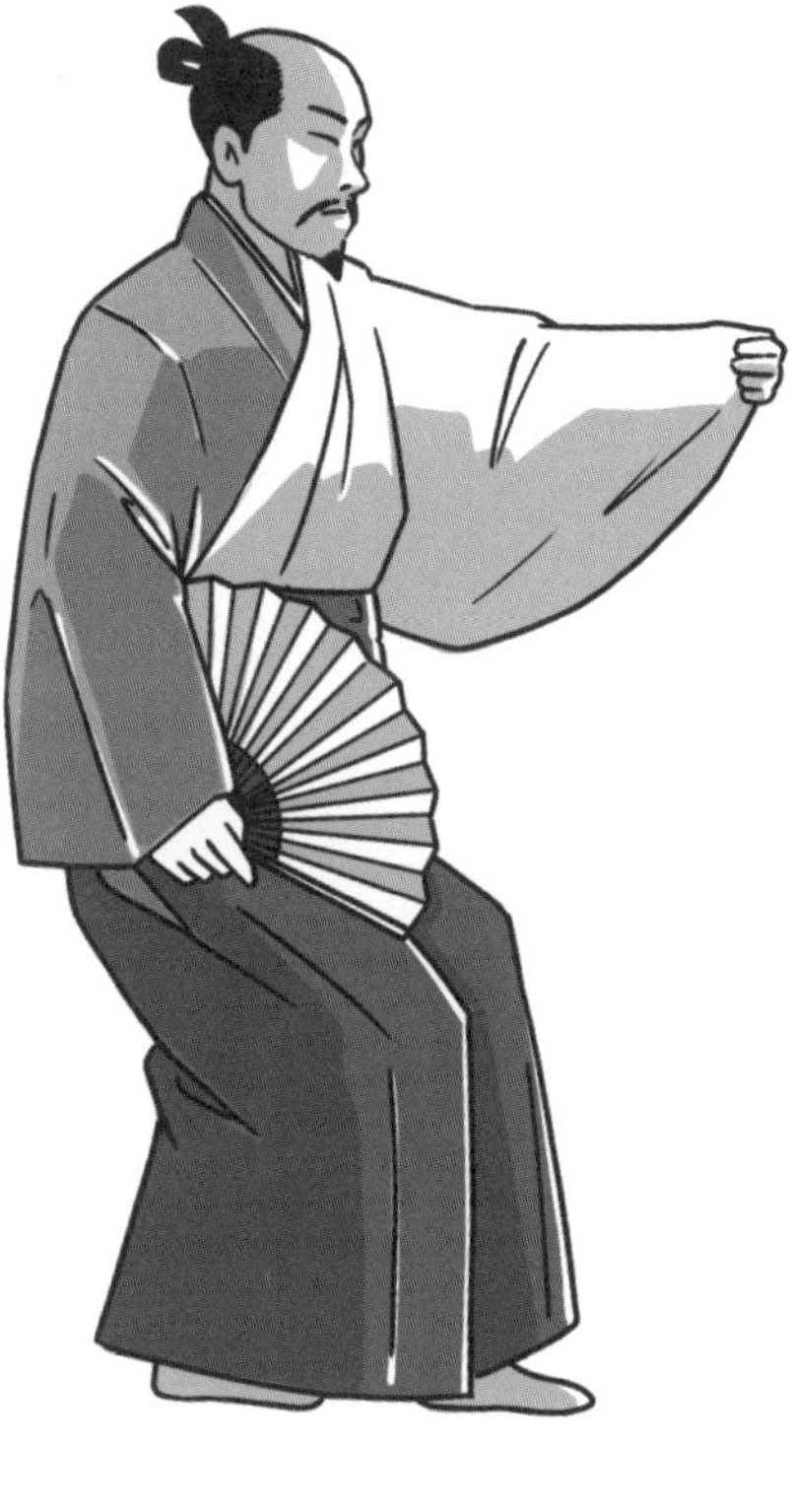

信長は幸若舞(能の一種)を舞うことで、不安を鎮め、呼吸を整えて冷静に合戦に臨んだと思われる。

合気道の達人の強さの秘訣は「呼吸力」

合気道というと、なんとなく、呼吸が重要そうだとイメージする方も多いでしょう。「合気」つまり気を合わせるということが、「呼吸を合わせる」というようにも聞こえるのだと思います。そしてそれは、間違いではありません。

私も若いころ、入り身投げや四方投げなど基本の技を学びましたが、合気道の達人といえば、**塩田剛三**でしょう。154cmという小柄な体格ながら、数々の伝説を打立てました。映像に残っているものでは、1962年に当時のアメリカ大統領、ジョン・F・ケネディの弟であるロバート・ケネディ夫妻とのエピソードが有名です。

来日していたケネディ夫妻に塩田は演舞を披露しますが、ケネディ長官は彼の強さを疑います。そこで、同行していたボディガードに塩田との手合わせをさせたのです。

当時のことをケネディは、このように回顧録に記しています。

「私のボディガードがその小柄な先生に立ち向かっていったところ、まるで蜘蛛がピンで張り付けられたように、苦もなくとり抑えられた」

合気道の世界では、強さの秘訣を「**呼吸力**」としています。呼吸が安定していると心の安定を図ることができ、安定した心と呼吸だからこそ、ここぞという時に技と呼吸を一致させられる。塩田剛三の息子である塩田泰久氏は、自著『合気道養神館精解技法体系』の中で、呼吸力について「自然体で生まれるもの」だと答えています。

「呼吸力とは、たとえば人が殺気立ってきて、刀で襲いかかってきた時にも、スッと身をかわすことのできる、すぐれた身のこなしといったものだと私は思うのです」

身のこなしは、呼吸の善し悪しが関わります。相手と対峙しているとき、通常であれば心は殺気立ち、体に力が入ってしまいます。しかし、これでは技を発揮することができません。このようなときでさえも自然体でいるための力が、合気道の呼吸力なのでしょう。呼吸は心身に影響を与えます。合気道は、相手の呼吸を読むだけでなく、自分の呼吸もコントロールする武道なのです。

姿勢と呼吸が「一本」に不可欠な剣道

剣道は、呼吸と姿勢が重要な武道です。

そもそも「一本」の定義が『有効打突は、充実した気勢、適正な姿勢をもって、竹刀の打突部で打突部位を刃筋正しく打突し、残心あるものとする』と審判規則にあります。「充実した気勢」「適正な姿勢」つまり、呼吸と姿勢が悪ければ一本を取ることができないのです。これは単なるルールだけではなく、剣道の極意にもつながります。

羽賀準一は「剣道界の麒麟児」と呼ばれ、昭和初期の剣道において無類の強さを誇りました。戦後は剣道の復権に腐心し、後人の育成にも力を注いだといわれています。また、その教えは剣道にとどまりません。野球界からは王貞治、芸能界からは高倉健など、異分野の人であっても羽賀準一の剣の教えを受けに行ったという記録があります。これほど多くの著名人が教えを受けにくるということは、きっと彼の剣には、剣以上の何かがあったのでしょう。

その羽賀準一が語る極意が**『剣は「正しい姿勢・正しい呼吸」に発する』**なのです。

まずは姿勢。よく「腰が引けている」という言葉を聞きますが、このような状態で剣道を行なっても一本は取れません。腰が十分入った打ち込みが大切と述べています。

私は剣道の経験はありませんが、正しいかまえの状態では、腕、手首には力が入っていないはずです。筋肉が活動し続けている、つまり力が入り続けている状態では、打ち込む際の新たな筋肉の活動が弱く、力も十分に発揮できません。正しい姿勢での打突だからこそ、腕だけでなく、上半身全体、そして下半身も含め全身で打ち込むことができるのです。また、試合のような極限状態でこそ、日頃の行ないが表れます。そのため、常日頃から姿勢を意識していなければいけないのです。

呼吸についても同じです。正しく息を吸えていなければ、力を出せません。そして正しく息を吐けなければ、充実した気勢とともに打ち込むことができません。剣道は打ち込みのたびにお互いの声がぶつかり合う競技でもあります。また、力を出す時に声を出すことは、理にかなってもいるのです。たとえば日常生活でも重い荷物を持ち上げる時に掛け声を出すことがありますよね。剣道では一つひとつの打ち込みでそれを行なっています。必然、正しい呼吸ができなければなりません。

羽賀準一の剣道は剣術だと非難されたこともありました。しかしそれでも、彼が剣道の発展に尽くした事実は変わりません。そしてその教えの中心にある「正しい姿勢・正しい呼吸」は、剣術、剣道、そしてそれ以外の分野にも通じるものでした。呼吸の大切さは運動や競技ばかりでなく、人間が正しい生活をしていく上でも大切だ、と説いています。

呼吸が合わないとはじまらない相撲の魅力

相撲と呼吸は切り離すことができないものです。

相撲ファンならご存じでしょうが、相撲には力士同士がぶつかり合うまでに「仕切り」と「立ち合い」という過程があります。「仕切り」では、土俵の仕切り線で両者が構え、お互いの呼吸を合わせます。そして立ち上がり取組がはじまるまでの過程が「立ち合い」です。

相撲のおもしろいところは、この「仕切り」で**お互いが呼吸を合わせない限り、「立ち合い」をはじめられない**ことです。

行司が合図を出すことではじまるものだと誤解されがちですが、そうではありません。行司は、両者の呼吸が合ったタイミングで軍配を引き、取り組みを見守るのです。つまり、あの一瞬の間に、3人の呼吸が一致する必要があります。もちろん力士は行司の呼吸を意識することなどないでしょう。しかし、少なくとも相手と呼吸を合わせる必要はあります。呼吸が合わないままだと行司が「待った」をかけて「仕切り直し」となります。

なぜ、これほど呼吸にこだわるのでしょうか。諸説ありますが、相撲には神事としての側面があります。そのため、単なる勝敗ではなく、全力同士の力士がぶつかることが求められているのかもしれません。

これについて、幕内格行司の木村銀治郎氏もある雑誌のインタビューでこう答えています。

『最大限の力が出せる瞬間、力士本人が一番のクオリティでの立ち合いで立たせてあげたい』

力士の呼吸が合うタイミングで軍配を引き、全力同士の立ち合いを生み出すことは行司にとってとても簡単なことではないのでしょう。

相撲は十数秒、長くても数分で終わってしまいます。それにもかかわらず、昭和3年のラジオ中継開始まで、仕切りに制限時間は設けられていませんでした。相撲の勝敗は立ち合いまでで8割決まるともいわれています。もちろん、呼吸によって運動パフォーマンスは変わります。しかし、これほどまでに呼吸を重視する相撲の世界には、私が述べている「呼吸が心を支配する」というほかに、まだまだ解明されていない呼吸の秘密があるのかもしれません。

宮本武蔵の強さの秘密は「背中」にあった

宮本武蔵といえば、知らぬ人のいない大剣豪でしょう。その宮本武蔵が残した『五《ご》輪書《りんのしょ》』は、武道のみならず、さまざまなジャンルの本となって、多くの人に読み継がれています。現代語訳したものを読んだことのある方もいるのではないでしょうか。

五輪書が書かれたのは、熊本市郊外の金峰山の麓にある雲巌禅寺の洞窟。その中で2年間を費やしたといわれていますが、完成した1か月後に、武蔵は62歳で亡くなったといわれています。

武蔵のいう武道が今もなお愛され続けるのは、常に稽古をし、鍛錬をおこたらないこと、これにより武道という道を体得することができるという、現代の我々にも戒めとなる生き方を示しているからでしょう。

武蔵がこもった洞窟は霊場であり、金峰山の神が宿る聖なる場所となっていました。現在ではこの金峰山は「きんぽうざん」と読むようですが、元々は古くから山岳信仰の霊地とされる、奈良県吉野の金峰山「きんぷせん」からきています。

金峰山は山岳信仰の霊地とされていました。五輪書の中の「地の巻」には、同書を記すにあたって、仏教や儒教、軍記物など既成の観念にはとらわれない、と書いてあります。いっけん、武蔵は無神論者のようにも見えますが、彼は人一倍神仏を崇拝しており、五輪書は「地・水・火・風・空」という仏教の言葉を借りた5巻からなっています。最期の地を神が宿る金峰山にしたのも武蔵らしいといえます。


さて、この五輪書の中で、宮本武蔵は姿勢について書いているのです。それもわざわざ『兵法の身なりのこと』という見出しを設けて、です。これは、宮本武蔵がそれほどまでに姿勢を重視していたことの証左でしょう。

その内容ですが、

『首はうしろの筋を直に、うなじに力を入て、肩より総身はひとしく覚え、両の肩をさげ、脊すじをろくに、尻を出さず、膝より足先まで、力を入て、腰のかがまざる様に腹をはり、くさびをしむると云て、脇差のさやに腹をもたせ、帯のくつろがざるやうに、くさびをしむると云ふ教へあり。』

とあります。現代語に訳すと、このような感じでしょう。

- 首…後ろの筋をまっすぐに伸ばし、うなじに力を入れる
- 肩…両肩を下げ、肩の力が全身に行き渡るように
- 背中…背筋はまっすぐに
- 下半身…お尻は出さず、膝から足先まで力をこめる

注目してほしいのは、宮本武蔵の語る姿勢とは、身体の背面を中心にしているということです。よく姿勢を正そうとして「胸を張りなさい」といわれるかもしれません。しかし、宮本武蔵からしたら、それはまったくのお門違いということです。引用した部分以外にも、姿勢についてのくだりはありますが、胸やお腹など、身体の正面については触れていません。

そしてこれは、医学的に見ても理にかなっています。

詳しくは次章でお話ししますが、**呼吸と姿勢に使う重要な筋肉は、背中の筋肉**です。

そしてもうひとつの重要な筋肉は、**お腹、特に下腹部にあるインナーマッスル**です。

先ほどの引用から、背中の筋肉は言わずもがなですが、お腹の筋肉も宮本武蔵は意識していることがうかがえます。

この姿勢を実際にやってみるとわかるのですが、重心がおへその下（丹田）にある感覚とともに、下腹部に適度な腹圧がかかっていることを感じられるでしょう。この感覚こそが、お腹のインナーマッスルを使っている感覚です。

そしてこの姿勢は、正しい呼吸を行なうのに最適な姿勢でもあります。

残念ながら、五輪書に呼吸の記述はありません（心理的な意味合いでの呼吸は別で

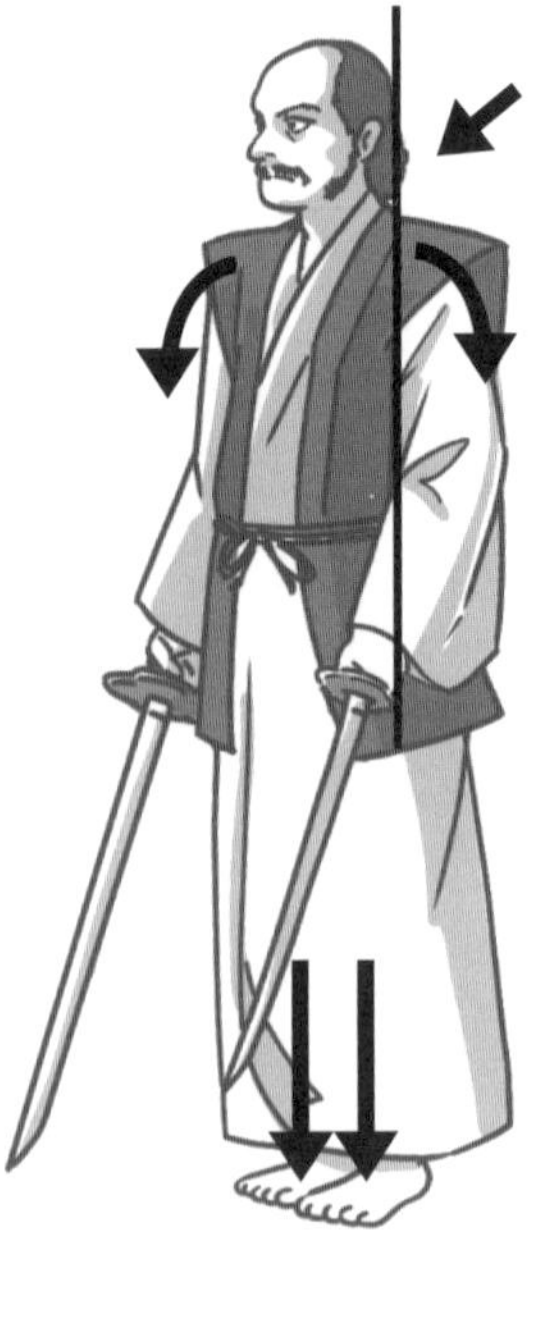

剣豪武蔵の説く「自然体」は、天からスーッと身体が降りてきたように背筋が伸び、抗重力筋がバランスよく働いている姿勢。

すが）。しかし、この姿勢についてのくだりのなかで、『兵法の身において、常の身を兵法の身とし、兵法の身を常の身とする事肝要なり』と記しています。

これは、自然体でいることの重要性を説いたものでしょう。戦いのときも、普段のときと同じように「常の身」であり続けることが重要なのです。そしてこの常の身は、自然体とも言い換えられそうな気がしませんか。

能においても同じです。能の基本は「かまえ」と「はこび」です。「はこび」は文字通り動き方の基本で、一般的にすり足と呼ばれているものです。「かまえ」は立って静止している時の姿勢です。

もちろん、ただ立っているわけではありません。天からスーッと身体が降りてきたような感覚で、背筋に一本筋が通っているような感じです。まさに**抗重力筋が無理なくバランスよく働いている状態で、これがいわゆる「自然体」**なのです。

能では「かまえ」ができたら能の90％はできた、といわれているくらい基本中の基本です。「かまえ」では自分の呼吸がわかられてはいけません。ですから背中に、そして腹部の内部に意識を持っていくのです。これが「自然体」です。

そうすると、合気道の塩田剛三のように、自然体でいるためには呼吸が重要ということにもつながります。もしかしたら、書いていないというだけで、宮本武蔵も呼吸についての意識を持っていたのではないでしょうか。あるいは言葉に表さなかっただけで、本人は呼吸を感じていたはずです。少なくとも、呼吸が乱れることで精神は乱れます。そして、呼吸と姿勢には深い結びつきがあるのです。

「平常心」という言葉を武道ではよく耳にします。これは「無の境地」あるいは「無心」という意味でつかわれることがありますが、現代的解釈からいえば、決して何も考えていないということではありません。

過去のことを考えたり、未来のことを考えたりしない、今ここにある己の存在のみ見つめることなのです。「平常心」は現代の精神療法でも、マインドフルネス、瞑想やヨガ瞑想などの基本となっています。私の研究から示した、心と呼吸は一体として動く、ということからも「平常心」には呼吸がかかわっているのです。

宮本武蔵も、姿勢から呼吸、ひいては心にアプローチしていったのかもしれません。

武道だけではない呼吸の極意

ここまでさまざまな達人を紹介してきましたが、呼吸と姿勢は、武道の世界に限られた話ではありません。次は、みなさんにとってもう少し身近な例をご紹介します。

茶道裏千家第15代・前家元である千玄室《せんげんしつ》氏は「一盌《いちわん》からピースフルネスを」という信念のもと、国内のみならず、世界中で茶道を広める活動をしています。

そして千玄室氏は著書の中で、茶道においても「**序破急**《じょはきゅう》」が重要だと話していました。ゆっくりとした「序」から、「破」「急」と動作は速くなり、一連の作法が単調にならないよう、緩急をつけるのです。

「序破急を身につけてようやく、作為的ではない、自然なお点前《てまえ》になるのです」

現代社会においては、あまりの忙しさでみなが「急」を求めすぎています。ティーバッグでもお茶を入れることはできますが「自ら手間ひまをかけることが肝心」なのだと、千玄室氏は語ります。

千玄室氏は、心が「急」だけに傾きすぎない方法について「呼吸を整えること」だと記しています。

呼吸を整えることで、心のスピードを落とし、ペースを「序」や「破」に置き換える。心の緩急すらもコントロールしてこその、茶道なのでしょう。

喉だけでなく心の渇きも癒やす。これが千玄室氏の言いたいことなのでしょう。

続いてもうひとり。今度は書道の達人、武田双雲《たけだそううん》氏を紹介します。

武田氏といえば、大河ドラマの題字やアーティストとのコラボレーションなど、さまざまな活動を精力的に行なう気鋭の書道家です。

その活動の一環として、武田氏は、以前私の呼吸の解説に加わったある番組で、呼吸を視覚化する装置をつけた状態で書を書かれました。比較対象の一般人は呼吸の乱れがわかったものの、彼の呼吸には、何の乱れも起こりませんでした。

武田双雲氏は、このことを「**力が入っていない状態**」だったと振り返っています。

また、書を学ぶ生徒に対して、このようなことも語っていました。

「僕が生徒に繰り返し言うのは〝力を抜く〟ということです。10年言い続けている、最も大事で最も難しいことなのです」

緊張や自尊心など、余計な感情が力みとなり、呼吸の乱れにつながるのでしょう。力が抜けている状態とは、適度にリラックスし、目の前の書だけに意識が向いている状態なのかもしれません。番組での実験は、呼吸がこの「力の抜けた状態」を測るバロメーターであることを示しています。息が詰まっていては書は書けません。


どうでしょうか。武道ではなかなか日常生活に結びつけにくいという方も、茶道や書道ならば、呼吸が単なる生命活動にとどまらないことを感じていただけたかと思います。もちろん、茶道も書道も、呼吸だけでなく姿勢の美しさも印象的です。呼吸と姿勢は「道」を極める上での必修科目なのかもしれません。

だれでも呼吸の達人になれる

ここまでさまざまな達人たちが、いかに呼吸と姿勢を大切にしていたかをご紹介しました。もしかしたら、それは達人だからこそのものであって一般人にはマネできないと思うかもしれません。

しかし、そんなことはありません。

さすがにその道の達人になることは難しいかもしれませんが、呼吸を正し、姿勢を正すことで、その恩恵を受けることは誰にでもできます。

みなさんは、生まれたときから呼吸をしています。そして1日あたり2万〜2・5万回も行なっています。

かの宮本武蔵ですら、きっと1日2万回もの素振りはしていません。

だからといって、ハードルが高いと感じる必要はありません。

仕事帰りなどに、いろいろと習い事をする方も多いかと思いますが、こういう研究をしたことがあります。

直接、呼吸を整える指導はしていませんが、生け花教室で花を生けた後に、その人の呼吸がゆっくり落ち着いているという研究論文を出しました。これも華道という道ですね。心の落ち着きと呼吸は密接にかかわっているのです。

無理に意識することなく、習い事のように気軽な感覚でも、確実に呼吸は変わるのです。

次章では、呼吸と心のつながりや、姿勢との結びつきをご紹介します。理論はいいから身体を動かしたいという方は、読み飛ばして第3章に行っていただいてもかまいません。

宮本武蔵は姿勢からのアプローチでしたが、本書は呼吸から、姿勢と心身にアプローチをかけていきます。

呼吸を正すと姿勢がよくなります。

姿勢がよいと自信がつきます。

猫背のクセもなくなります。

疲れにくくなります。

気持ちが晴れます。

頭が冴えます。

呼吸と姿勢がよくなることで、すべてうまくいくでしょう。

最後は大げさかもしれませんが、ぜひ本書を通じて身体、心と呼吸の関係を知り、みなさんが「呼吸の達人」になるお手伝いをさせてください。

第1章のまとめ

- 日本では古来「道」のつくものには呼吸が関わっていた
- 信長は『敦盛』を舞って呼吸を整えてから戦に臨んだ
- 人は1日に2万回も呼吸を繰り返している
- 呼吸を正せば姿勢もよくなる

第２章

呼吸が身体を整えるしくみ

不調の原因は呼吸にあり

私は呼吸を専門に研究をしています。第1章で紹介した以外にも、呼吸の魅力は数え切れません。

その一方で、呼吸の魅力を研究することは、逆説的に、呼吸が悪いとどうなってしまうのかを知ることにつながります。

当たり前ですが、人は呼吸が止まると死んでしまいます。亡くなることを「息を引き取る」と表現するように、呼吸は生命活動の基本です。

正常な呼吸を100、息を引き取ることを0とたとえるとします。このとき、40くらいに悪化した呼吸は、呼吸器系の病気が当てはまるかもしれません。では、60程度の呼吸はどうでしょうか。自覚症状がなかったとしても、100の呼吸と比べたら、どこかに不都合が生じているはずです。

呼吸について研究する中で、この、病気にまでは至らない〝60の呼吸〟をよく目にします。しかし、多くの方は、自分の呼吸が60であることに気づいていません。明らかに呼吸によって苦しんでいるはずなのに、不調の原因だと思っていないのです。

呼吸が悪い＝疲れ切ったランナー状態

では、呼吸の質が悪いと、どうなるのでしょうか？

呼吸の大切な役割のひとつは「**身体と脳に酸素を行き渡らせる**」ことです。呼吸が悪いと、脳に酸素が行き渡りません。脳に酸素が行き渡らないと、集中力の低下や気分の落ち込み、不安感など、日常生活のあらゆるシーンで、慢性的な不調を感じることでしょう。現代人の多くは肉体労働よりも頭脳労働に偏っています。そんな頭脳が活動するための栄養は、ざっくり言うとブドウ糖であり、そこからエネルギーを取り出すのが酸素です。ですから、酸素が行き渡らないことには、脳は本来の力を発揮できません。

運動面への悪影響も当然あります。脳が栄養不足な状況では、身体中の筋肉にうまく指令を送れません。

たとえばマラソンランナーが走れなくなる理由は、「脚が痛い」ではなく「息が苦しい」ことのほうが多いのです。動けなくなるほど脚の筋肉を酷使することよりも先に、全身に酸素を送り込めなくなるのです。

マラソンは最も酸素を必要とする有酸素運動の代表です。エネルギーを生み出すために、多くの酸素を必要とします。また、筋肉からの要求に対処するために、換気量と心臓から送り出される血液量である心拍出量を増加させます。

激しい運動では、酸素消費量は安静時の20倍近くになります。そして、呼吸と心臓はその能力の限界を超えてしまい、それによって身体中の組織が酸素不足の状態となってしまいます。乳酸がたまりはじめ、全身の活動が抑えられてしまうのです。

こうなってしまったランナーは集中力がなくなり、冷静にこのあとどう走るかを考えられなくなります。そして、競技を棄権するというネガティブなイメージ、不安感に襲われます。疲れ切った脳は脚の筋肉に繊細な指令を送れなくなり、フォームも崩れていくでしょう。そしてさらに疲労がたまり、呼吸は荒くなり……という悪循環に陥ってしまい、完走できなくなってしまうのです。

正しく呼吸ができていないということは、いわば日常生活でもこのマラソンランナーと似たような状況になっているということなのです。

呼吸の質が悪いと…

- 脳も身体も酸欠状態になる
- 酸素が十分脳に届かなくなる
- 筋肉も酸素不足で力を発揮できない
- 脳から筋肉に繊細な指令を送れなくなる

二酸化炭素不足が不調を招く

では、どうして酸素が身体中に行き渡らなくなってしまうのでしょうか？　実は、酸素摂取量が足りないだけでなく**二酸化炭素の不足**も原因になっているのです。

二酸化炭素と聞くと、地球温暖化の原因などあまりよいイメージをお持ちではない方も多いかと思います。しかし、呼吸においては「**体内の酸素と二酸化炭素のバランス**」が非常に重要になってきます。それは、身体のメカニズムと関係があります。

酸素を運ぶのは赤血球の中にあるヘモグロビンの仕事です。ヘモグロビンは肺で酸素を受け取り、血液を通って身体中の細胞に酸素を運びます。無事に目的の細胞にたどり着くと、今度はくっついた酸素を離さなければいけません。くっついたままでは酸素は使えないのです。

このときに、二酸化炭素が必要になります。

このことを**ボーア効果**といいますが、要するに、いくら酸素があっても二酸化炭素がなければ、酸素を受け取ることができないのです。そしてもちろん、二酸化炭素だけでは酸欠です。酸素と二酸化炭素とが、体内で適切なバランスになっていることが肝心なのです。このバランスをとることは、呼吸の大きな役割です。

しかし、私たちの呼吸は、知らず知らずのうちに、この酸素と二酸化炭素のバランスを崩しているのです。

肺に空気が残りすぎている？

体内の酸素と二酸化炭素のバランスが重要であることは、おわかりいただけたかと思います。本来であれば、呼吸によって適切にこのバランスは保たれているのですが、このバランスは、加齢やストレスなどで簡単に崩れてしまいます。

そもそも、肺の中には常にある程度、空気が残っています。ペットボトルの中の空気を全部出し切ろうとしたら、潰さないといけないのと同じように、肺もある程度の

正常時の「残気量」と「機能的残気量」

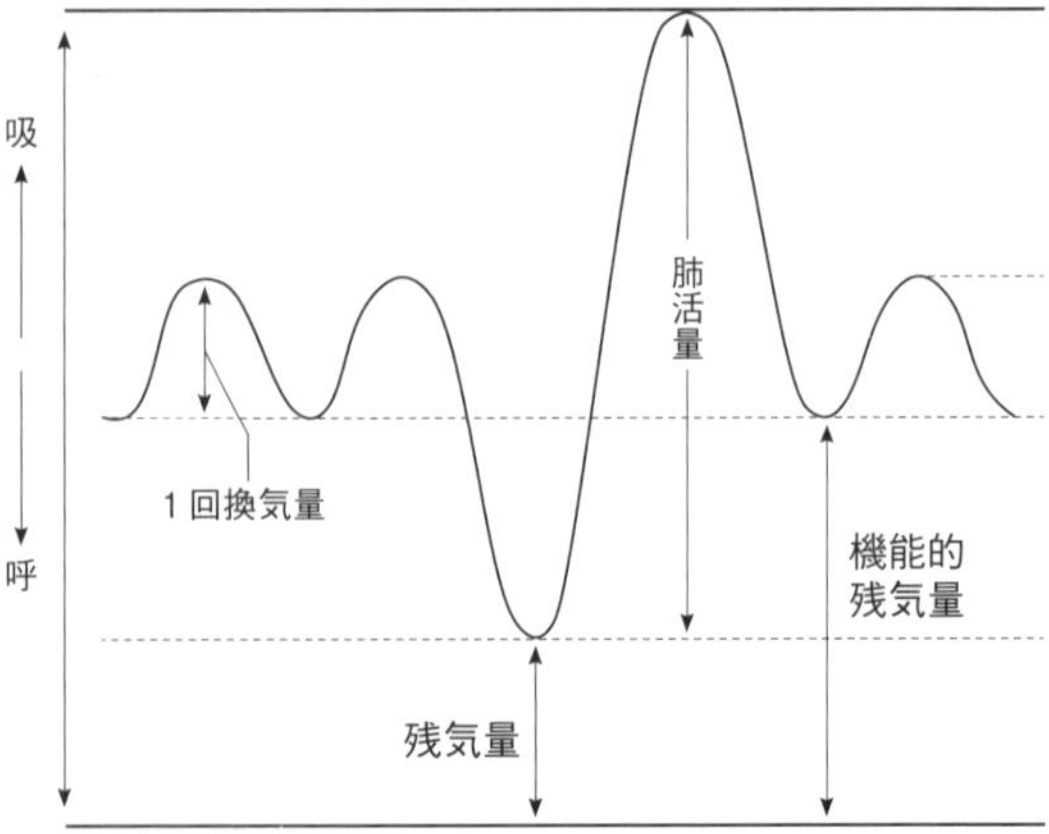

空気を残しておかないと、つぶれやすくなってしまいます。この、肺に残っている空気の量のことを、**残《ざん》気《き》量《りょう》**といいます。その中でも、普通に呼吸をしているときの残気量のことを、**機能的残気量**といいますが、機能的残気量は呼吸が激しかったり、体調が悪かったりなど、さまざまな要因によって変動します。

そして、この機能的残気量が増えてしまうことが、酸素と二酸化炭素のバランスを崩してしまう要因となります。

機能的残気量が多い、つまり普通に空気を吐いたあとの肺の中に空気が多く残りすぎていることを、**「肺が過膨張とい**

う状態になっている」といいます。これは吸った空気が吐き出せず、肺が膨らんだ状態のままになることを指します。

それでも呼吸をしなければいけないので、肺は呼吸に使える筋肉を総動員して、なんとか呼吸しようとします。これを**努力性呼吸**といい、胸が広がったままで無理して呼吸をしている状態です。

平常時以上に膨らませ、そしてがんばって収縮させようとするため、筋肉は過度に使われ、疲労し、硬くなってしまいます。また、無理をしているので息苦しさも感じるでしょう。ひどいときには、文字通り肩で息（首や肩まわりの筋肉を使って呼吸）をしないといけないくらいになります。そして、当然硬くなった筋肉では肺の空気をたくさん出せません。悪循環です。

ただ、残念なことに、機能的残気量が増えてしまうことは避けられない側面があります。

年を取ると肺の弾性は衰えてしまいます。これは仕方ありません。

弾性の衰えた肺は、いわば、何度も膨らませたあとの風船のようなものです。買ったときよりも広がっています。

それ以外にも、気管支喘息やＣＯＰＤ（慢性閉塞性肺疾患）など、呼吸器系の病気でも肺が過膨張になりえます。

そして、過膨張になった肺ではしっかりと吐き切ることができず呼吸がしづらいだけでなく、酸素と二酸化炭素のバランスが崩れてしまうのです。

酸素が身体に行き渡らないと

- 体内の酸素と二酸化炭素のバランスが崩れる
- 肺に空気が残りすぎて「過膨張」となる
- 過膨張で呼吸は悪化し心身に悪影響を与える
- 加齢でも肺の弾性が衰えるので、呼吸器系の病気に注意

ストレスや猫背も呼吸の大敵

「まだそんなに年を取っていない」という方も、リスクがないわけではありません。日々の**ストレス**は、呼吸が乱れる大きな要因になるからです。

イライラしているとき、ストレスがたまっているとき、人の呼吸は浅く、速くなります。

また、**猫背**も呼吸を浅くする要因のひとつです。

デスクワークなどで姿勢が前のめりになったり、丸くなったりした状態では、しっかりと肺を膨らませることができません。そうなると、常に浅い呼吸で過ごすことになってしまいます。

浅い呼吸では肺に十分酸素を取り込めませんし、速い呼吸ではしっかりと息を吐き出せません。これではまたバランスが崩れます。

加齢や日々のストレスなど、私たちの呼吸は簡単に崩れてしまいますが、そうなると体中に酸素が行き渡りません。酸欠状態の身体ではパフォーマンスが低下しますし、脳が酸欠状態になると、思考もおぼつかなくなってしまいます。

身体も脳も働かない。こうなると、もはや〝全身これ不調の塊〟。**呼吸の質が悪いということは、すべての不調につながりかねない**ということです。

そして、呼吸が悪いと姿勢も悪くなります。いや、姿勢が悪いと呼吸が悪くなるのかもしれません。どちらが先かはニワトリと卵の論理になってしまいますが、呼吸と姿勢には密接なつながりがあります。

猫背が続くと歩けなくなる？

私は呼吸の専門家であって、姿勢については本来専門外です。ですが、私が知る限りでも、猫背による弊害は呼吸に対するものばかりでなく、たくさんあります。

猫背の弊害は、主に二段階あり、ひとつ目の段階には、①肩こり、②腰痛、③お腹のたるみの三つがあります。

まず、肩こりです。

猫背になると、頭が通常よりも前に傾いた状態になりがちです。この状態では、頭部を支える首や肩の筋肉（**僧帽筋**《そうぼうきん》など）に余計な負担がかかってしまいます。成人男性の場合、頭部の重さは6キロ程度とボーリング球と同じくらいあります。これを前に傾いた状態で支え続けるわけですから、肩こりになっても仕方ありません。

次に腰痛。

猫背の状態では、頭部が前方に傾いた分、腰（骨盤）は後ろに倒れて後傾します。このとき、腰椎への荷重がアンバランスになります。上半身の重さを、均等に引き受けることができない状態です。肩こりと同じように、正しい姿勢では分散されるはずの重さが、一か所に集中してしまいます。筋肉の負担だけではなく、骨がずれたり、神経に触れてしまったりすることで痛みが生じることもあるでしょう。

最後にお腹のたるみ。

猫背はお腹の筋肉が働かない状態です。筋肉は伸びた状態から収縮しないと力を発揮できません。腹筋を使わない姿勢は、確かにラクかもしれませんが、この状態で長く過ごしていると、腹筋はたるんだままで動かず、だんだんと筋肉が脂肪に負けていきます。筋肉は、使わなければどんどん衰えていきます。その結果、ぽっこりとお腹が出てきてしまうのです。

また、猫背（脊柱後弯症）になると、それを代償するように脊柱の下のほうにある腰椎が前に出てきます（前弯症）。この状態ではお腹を前に押しだす形となり、下腹が出てきます。

そして、もうひとつ追加するならば、骨盤筋も働きが悪くなります。脊椎骨と大腿骨をつなぐ大腰筋などの働きが悪くなると、腰が曲がったままで伸びにくくなります。前弯症では顕著にあらわれます。

ここまでが第一段階です。

そして、第二段階ではお腹以外の筋肉も衰えはじめ、その結果、**メタボリックシン**

猫背にはこんな弊害がある

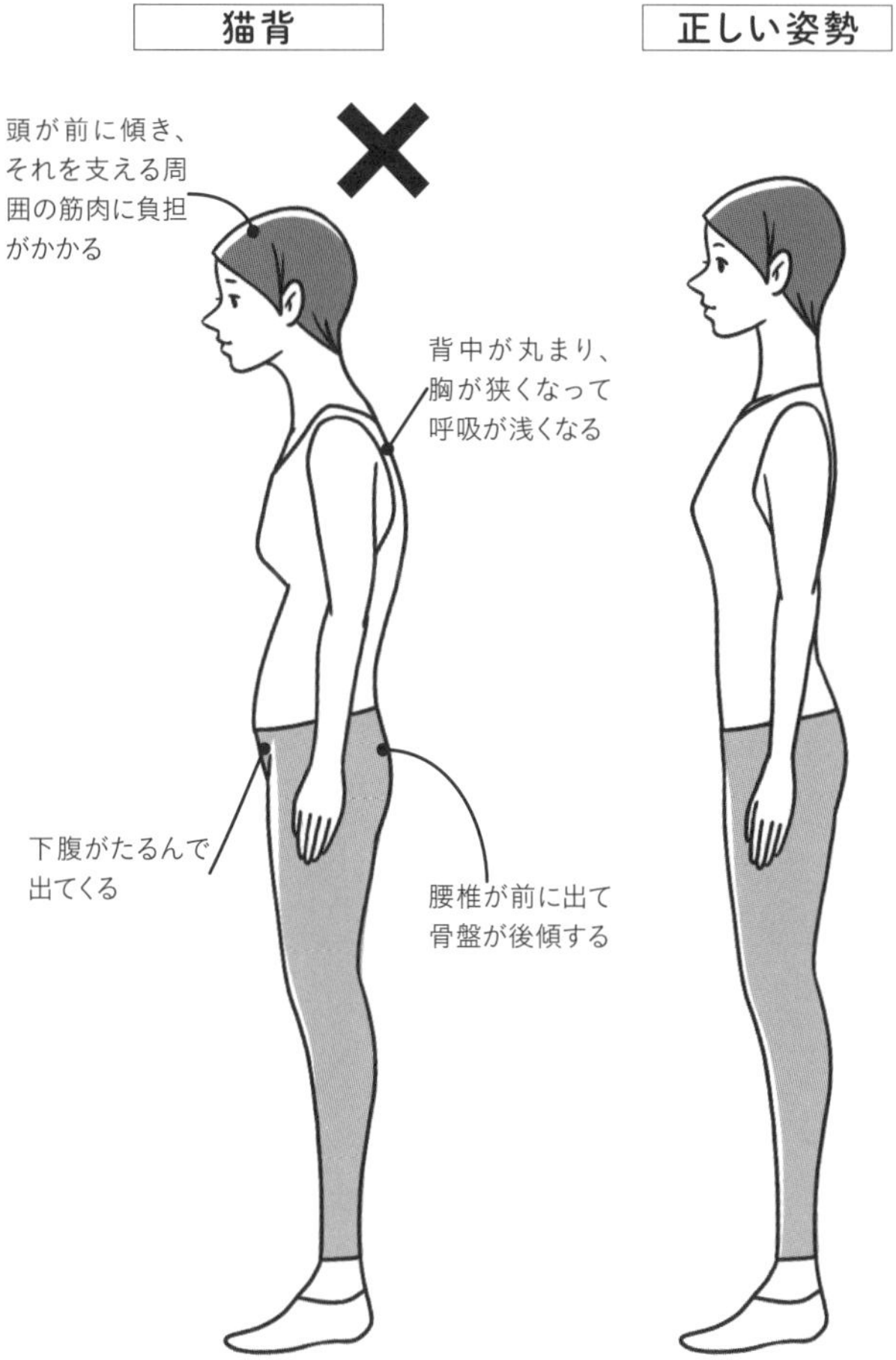

猫背
正しい姿勢
頭が前に傾き、それを支える周囲の筋肉に負担がかかる
背中が丸まり、胸が狭くなって呼吸が浅くなる
下腹がたるんで出てくる
腰椎が前に出て骨盤が後傾する

ドローム（メタボ）や**ロコモティブシンドローム**（ロコモ）のリスクが上昇してしまうのです。

人間の身体は、ただ生きているだけでもカロリーを消費しています（これを**基礎代謝**といいます）。そして基礎代謝の多くは、筋肉が行なっています。正しい姿勢では、人は身体中の筋肉を使いますが、猫背ではそれらの筋肉が使われず、肩や腰などに負担が集中してしまいます。この状態が慢性化すると、使われない筋肉がどんどん衰え、基礎代謝が落ちてしまいます。

猫背で身体中の筋肉が衰えてしまうと、基礎代謝が減り、メタボになってしまうのです。

さらに身体中の筋肉が衰えると、今度はロコモの危険性も生じはじめます。

ロコモとは、ロコモティブシンドロームの略称で、**運動器症候群**ともいいます。加齢などによって全身が衰えると、立ったり歩いたりといったことが難しくなっていきます。このように筋肉・関節・骨といった運動器の機能が低下することで、介護が必要になる状態のことをロコモといいます。

猫背のままだと、姿勢保持のための筋肉が使われません。背中やお腹の筋肉が衰えれば、起き上がることが困難になりますし、足腰の筋肉が衰えれば、立って歩くことができなくなるでしょう。

弯曲の程度により、生活の質も変わります。高齢者では歩行速度が遅くなり、バランスが取りにくく、弯曲が激しいと転倒しやすくなって骨折のリスクも高まります。さらに死亡率も高まるといわれ、人生の満足度が失われていきます。

今はロコモと無縁でも、よい姿勢の人と猫背の人とでは、筋肉が衰えていくスピードが違います。また、猫背のままでは、衰えた筋肉を鍛え直すことも難しいでしょう。まだ第一段階の症状だけを感じている方は、ここが姿勢を改める機会です。ロコモに怯えず、死ぬまで自分の足で歩けるような、そんな老後を目指しましょう。

呼吸を正して姿勢も正す

姿勢が悪いことの健康的なデメリットをご紹介しましたが、もうひとつ、重要なことをお伝えしましょう。

姿勢が悪いと見栄えが悪くなります。

猫背は美しくない。それは鏡に映った自分自身を見て抱く感情かもしれませんし、家族や同僚など、周囲の方からの印象かもしれません。

実は、姿勢と重力には関係があります。私たちは常に重力に対抗して身体を保持しています。その役割を担っているのが「**抗重力筋**《こうじゅうりょくきん》」です。立位では脊椎側の背筋群が重要で、特に脊柱をまっすぐに保持する**脊柱起立筋**はもっとも重要な抗重力筋です。

この筋肉が重力に負けてしまうと猫背になるのです。姿勢がよいということは、身体が重力に負けていないということを示しており、その強さが、美しさとも重なるのです。

きっと本書の読者の方のなかにも「ロコモ予防したい」よりも「猫背を治したい」という方が多いことでしょう。

しかし、一度クセがついてしまった猫背はなかなか改善されません（とうとう今日まで改善されなかったからこそ、本書と出会うことになったのでしょう）。

先ほど姿勢が悪くなるのと呼吸が悪くなるのは、ニワトリが先か卵が先かと書きました。しかしそれは、悪くなる順番の話であって、改善される順番には、自信を持って順序があると言えます。**まずは呼吸から**です。

前述した脊柱起立筋は呼吸に使う筋肉でもあり、呼吸を改善することで、姿勢も改善されるのです。

その秘密を説明するために、次に呼吸のしくみを解説します。

猫背の弊害

- ①肩こり、②腰痛、③お腹のたるみが第一段階
- 悪化すると「メタボ」や「ロコモ」のリスクが上昇
- 抗重力筋が衰え見栄えも悪くなる

肺は周囲の「呼吸筋」が伸縮させている

呼吸は肺が膨らんだり縮んだりすることで行なわれています。これは、知らない人のほうが少ないでしょう。もしかしたら、これも知っているかもしれませんが、そもそも肺自体は動けません。筋肉ではないので、肺は自力で膨らむことも縮むこともできないのです。しかし、肺を膨らませたり縮ませたりしないことには、呼吸できません。**動けない肺に代わって、肺を取り囲む筋肉が肺を動かしています。**

これらの筋肉は20種類以上に及び、総称として「**呼吸筋**《こきゅうきん》」と呼ばれています。

なぜ、これほどたくさんの種類があるのでしょうか？　それには三つ、大きな理由があります。

まずひとつ目の理由は、筋肉のしくみの問題です。

腕の筋肉などでイメージしてみるとわかりやすいのですが、腕には伸ばす筋肉（伸筋）と、腕を曲げる筋肉（屈筋）があります。二の腕側にある筋肉が伸筋で、力こぶができる筋肉が屈筋です。このように、肺の周辺にも肺を膨らませるための筋肉と、肺を縮める筋肉とがあるのです。ちなみに肺を膨らませるほうの筋肉を「**吸息筋**《きゅうそくきん》」、縮ませるほうの筋肉を「**呼息筋**《こそくきん》」といいます。

肺を膨らませて息を吸うから吸息筋。

肺を縮ませて息を吐くから呼息筋。

わかりやすいですね。

ふたつ目の理由は、呼吸の種類とも関係します。

呼吸といえば「**胸式呼吸**《きょうしき》」と「**腹式呼吸**《ふくしき》」があることはご存じかと思います。この呼吸ですが、当然使う筋肉が違います。胸式呼吸の場合、主に肋骨（左右12本ずつある肋骨の間）にある筋肉を使います。肋間には2種類の筋肉があり、外側にある**外肋間筋**《がいろっかんきん》で肋骨を引き上げて息を吸い、内側にある**内肋間筋**《ないろっかんきん》で肋骨を引き下げて息を吐きます。

外肋間筋と内肋間筋の働き

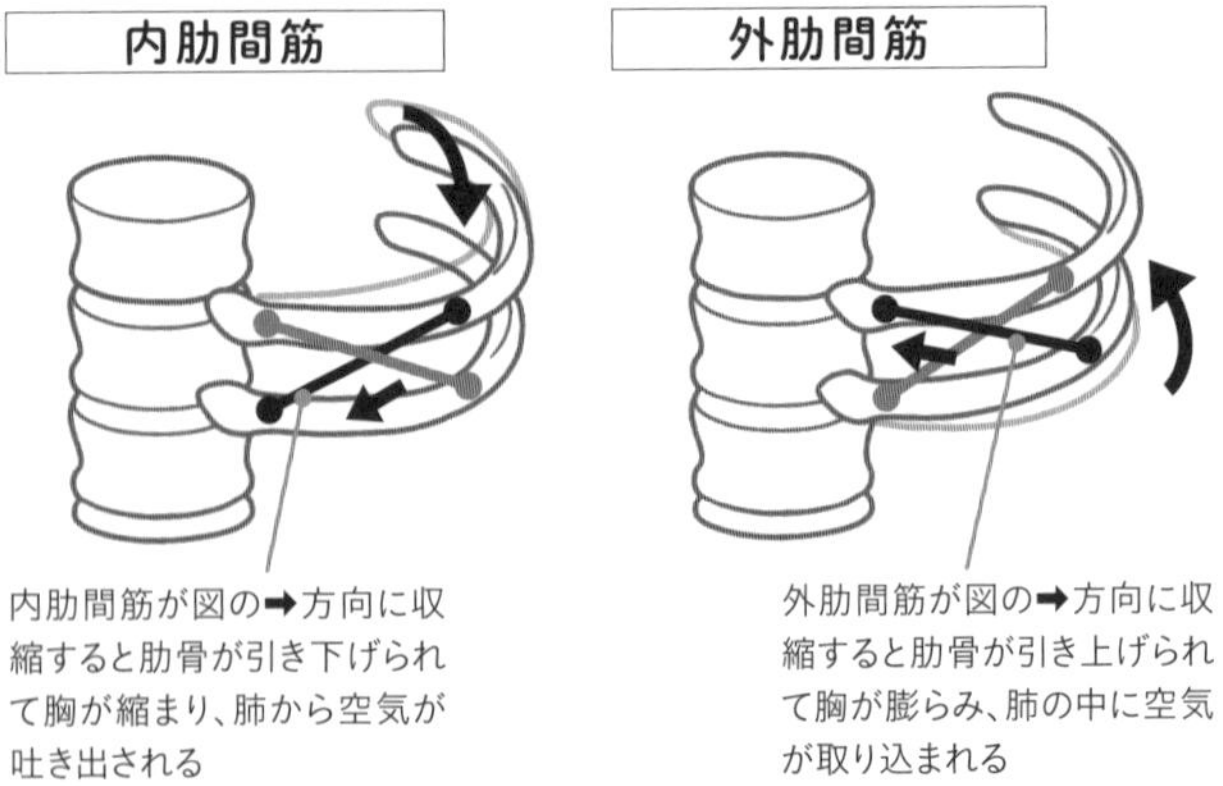
内肋間筋
外肋間筋
内肋間筋が図の➡方向に収縮すると肋骨が引き下げられて胸が縮まり、肺から空気が吐き出される
外肋間筋が図の➡方向に収縮すると肋骨が引き上げられて胸が膨らみ、肺の中に空気が取り込まれる

横隔膜と腹式呼吸

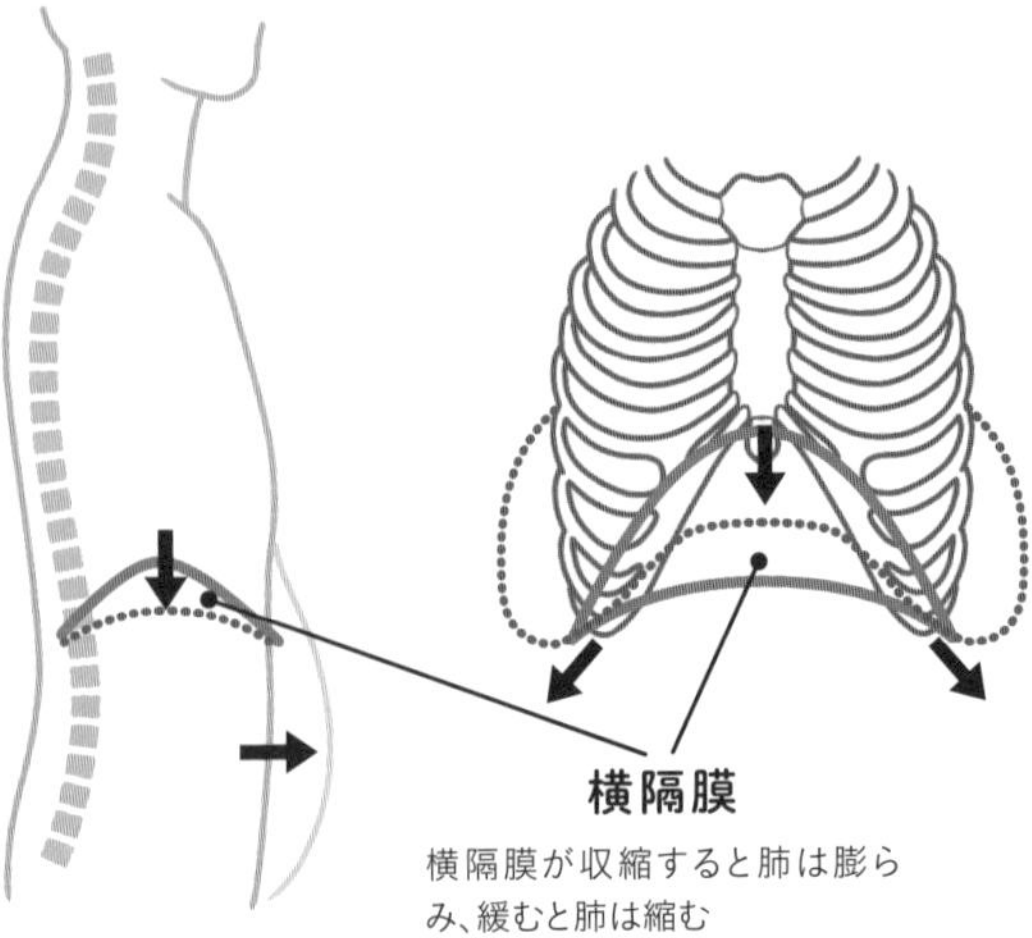
横隔膜
横隔膜が収縮すると肺は膨らみ、緩むと肺は縮む

一方、腹式呼吸では主に**横隔膜**《おうかくまく》を使います。横隔膜が収縮すると肺は膨らみ、緩むと肺が縮みます。

ちなみにこれらの呼吸は、筋肉だけでなく、使う神経も違うのです。筋肉は脳からの指令で動きます。神経は、その指令を伝える道のようなものです。神経が違うことで、人は意識的に呼吸の種類を変えられます。胸式呼吸では**肋間神経**が、腹式呼吸では**横隔神経**が使われています。

そして三つ目の理由。それは、呼吸が生命活動に欠かせないものだからです。つまり、どこかの筋肉が万が一、機能不全に陥っても、他の筋肉で呼吸を支えるためです。人体には、同じ臓器がふたつあるものもあります（まさに肺などがそうです）。もちろん心臓のようにひとつしかなく、かつ、欠かせないものもあります（原則、どの臓器も生きるためには欠かせませんが）。しかし、スペアが用意できるなら、用意したいものでしょう。たとえ肺がふたつあっても、それを動かす筋肉の種類が少なければ、意味がありません。そのため、呼吸に使う筋肉の種類も多いのです。

呼吸筋

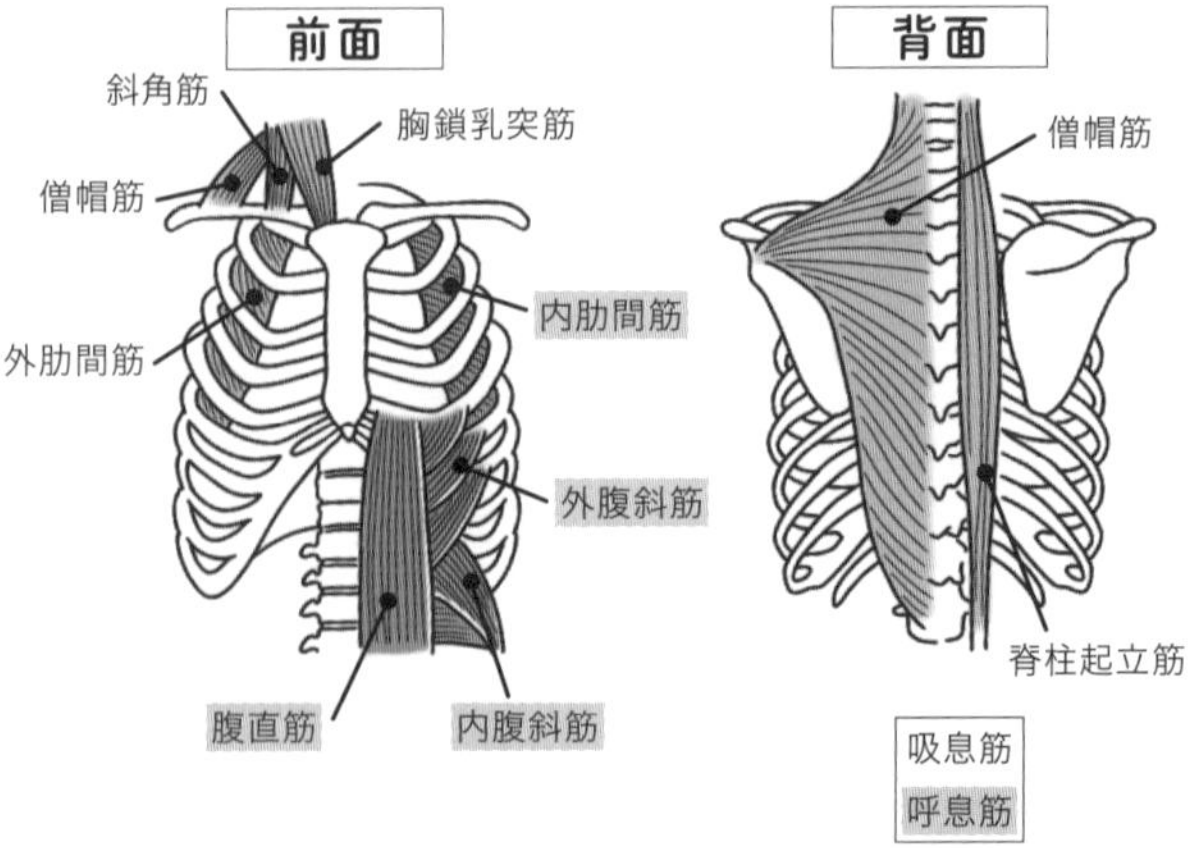

前面
斜角筋
胸鎖乳突筋
僧帽筋
内肋間筋
外肋間筋
外腹斜筋
腹直筋
内腹斜筋
背面
僧帽筋
脊柱起立筋
吸息筋
呼息筋

横隔膜の動き

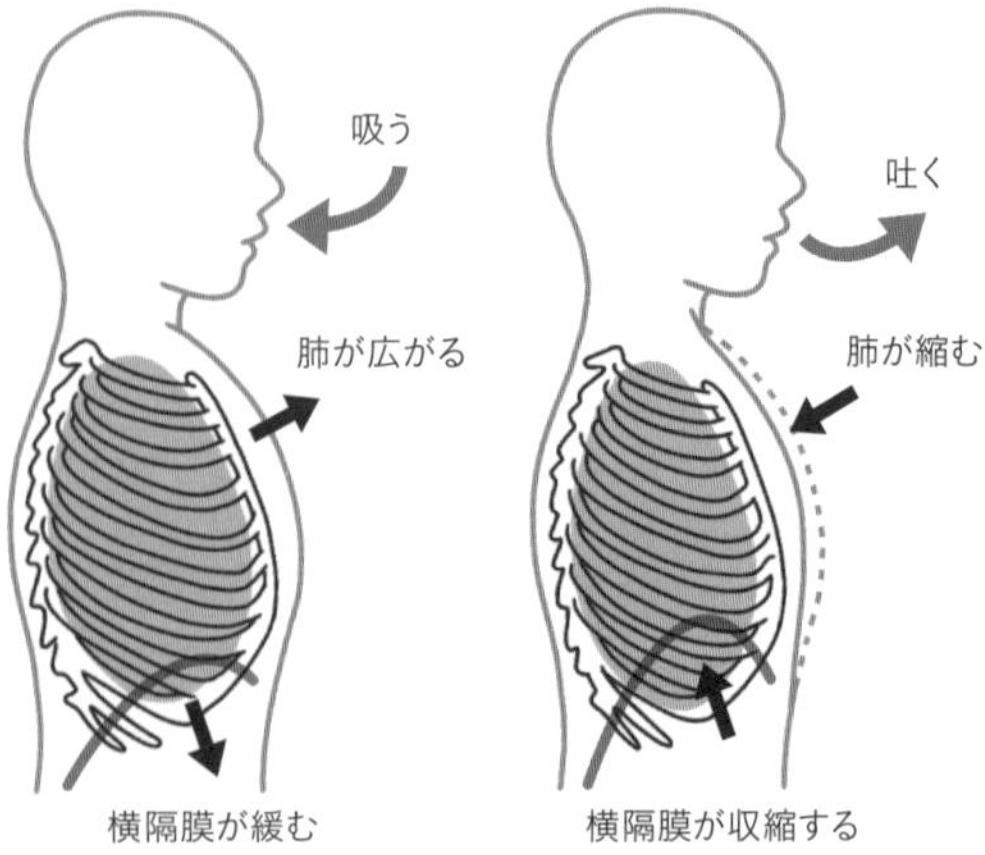

吸う
肺が広がる
横隔膜が緩む
吐く
肺が縮む
横隔膜が収縮する

たとえば、僧帽筋。これは首から背中にかけてつく筋肉で、首を真っすぐに支えるために必要な筋肉です。実はこの筋肉も、首や背中だけでなく、呼吸にも関わっています。息を吸うときに収縮する、立派な吸息筋のひとつです。もちろん僧帽筋だけでなく、右の図のように、さまざまな筋肉が呼吸を支えています。

これなら、たとえそのうちのひとつに問題が生じても、息ができなくなることは避けられるでしょう。脊髄が麻痺して胸から下の筋肉が動かなくても、首の筋肉だけで人工呼吸器に頼らず肺を膨らませることができたという報告もあるくらいです。

複数の筋肉で呼吸できることが、悪影響を及ぼすことも

このように、呼吸は多くの呼吸筋の複合的な働きで行なわれています。

しかし、それが現代では新たな問題を生み出しているのも事実です。

長時間のデスクワークで縮こまっていては、背中は丸まり、姿勢も悪くなってしまいます。それは多くの呼吸筋の動きを妨げており、息苦しくもなってきます。それでも私たちは息をしなければ生きていけませんから、身体は安静時には使われていない

別の筋肉を働かせて呼吸しようとします。

胸と背中が使えなくても、肩の筋肉なら大丈夫かもしれない。そうやって、無意識のうちに、体は僧帽筋や首の筋肉をいつも以上に働かせようとします。肩で息をしているような状態ですね。

当然、本来の呼吸筋のバランスとは違うので、息苦しさもなくなりません。さらに必要以上に肩の筋肉をつかうので、肩こりなどにもつながるでしょう。

呼吸は、正しく呼吸筋を使うことで行なわれるべきなのです。

肺を動かす筋肉

- 呼吸は20種類以上の呼吸筋の複合的な働きで行なわれる
- どこか悪くなっても他の呼吸筋が補ってしまう
- そのため不調に気づきにくく慢性化しやすい

呼吸を改善すれば、姿勢がよくなる

この章の冒頭で、本来の呼吸を100としたときに、60の呼吸をしてしまっている方が多いと話しました。それは、呼吸がさまざまな呼吸筋のおかげで成り立っていると同時に、多少の不調はほかの呼吸筋で補ってしまえるから起こり得るのです。また、呼吸は身体の内側の出来事ですので、加齢を感じにくいことも要因でしょう。

これらによって呼吸が浅くなり、必要以上に肺に空気が残っていると、努力性呼吸を強いられたり、体内の酸素と二酸化炭素とのバランスが崩れたりしてしまいます。

改善のためには、呼吸筋を鍛え直し、正しく使えるようにする必要があります。

かといって、呼吸筋を鍛えようと思っても、なかなか鍛えにくいものが多いこともまた事実です。P86で呼吸筋の図を載せましたが、肋骨の周りなんてどう鍛えれば、という感じでしょう。また、鍛えるということについて、もうひとつ理解しなくてはいけないことがあります。

それは、**正しい呼吸というのは、胸が楽に広がり、楽に縮む**ということです。

胸を広げる筋肉（吸息筋）が働いているときに胸を縮める筋肉（呼息筋）が収縮したり硬くなったりして胸を広げることの妨げになってはいけないのです。逆も同じです。呼息筋が働いて胸を縮めようとしているのに、吸息筋がそれを邪魔してはいけません。

それには筋肉を柔らかくすることが大切です。無理やり力をつける、いわゆる筋トレをする必要はありませんが、呼吸に関わるすべての筋肉を柔らかくしておく必要があります。お腹の中のほうの筋肉（たとえば腹横筋）や姿勢にも関係してくる大腰筋も常に柔らかく動かしていくことが大切です。また、背中の筋肉である脊柱起立筋は姿勢を保つ上で最も大切な筋肉ですが、この筋肉は吸息筋でもあり、常に柔らかく動くようにしなくてはいけません。

つまり、**呼吸を改善させるためには、姿勢に関わる筋肉を柔らかくする必要がある**

のです。そのため、呼吸を改善させることは、そのまま姿勢を改善させることにもつながります。

キーワードは抗重力筋

先ほどもご紹介した通り、呼吸と姿勢に関わるこれらの筋肉は、「抗重力筋」とも呼ばれています。疲れているときはともかく、日常生活をしていて身体の重さに負けることはないでしょう。しかし、地球には重力があり、身体にも重さとしてのしかかっているはずなのです。

実際に無重力の空間を過ごした宇宙飛行士は、地球に帰還した際、強烈に身体の重さを感じ、立ち上がることができません。

私たちの身体は、何もしていなくても、日々重力に抗っているのです。

猫背は、この重力に負けてしまっている状態です。猫背の人は、その体勢がラクだからそうなってしまっています。もし重力がなかったら、猫背がラクとは感じないでしょう。かといって、猫背を治すために宇宙に行ってきました、なんてことは非現実的です（未来はどうなっているかわかりませんが）。
ラクだからと背筋を曲げているうちに、だんだんそれがクセになってしまうのです。
しかし、だからこそ、正しい姿勢をクセづけることで、猫背は解消できるのです。

呼吸と姿勢を正すには

- 人の身体は常に重力に抗っていて、猫背は重力に負けた状態
- 楽に呼吸するためには、呼吸筋を柔らかくする
- 姿勢を正すには抗重力筋の働きが大切

呼吸を改善すれば、心も軽くなる

実は、呼吸を改善するメリットはこれだけではありません。

第1章でご紹介した「道」の達人たちは、呼吸を意識することで精神をコントロールしようとしていましたね。これは精神論ではありません。**呼吸と精神は実際に連動しているの**です。

私たちが毎日当たり前のように行なっている呼吸は、「胸式呼吸」「腹式呼吸」という分け方とは別の方法でも区分できます。

呼吸の作用を軸とした次の三種類の区分です。

無意識に行なっている「**代謝性呼吸**《たいしゃせい》」

意識的に行なう「**随意呼吸**《ずいい》」

心の動きで生じる「**情動呼吸**《じょうどう》」

そして注目すべきなのは、三種類の呼吸のうち「生命活動に欠かせない呼吸」は、実は代謝性呼吸だけだということです。もちろん随意呼吸も情動呼吸も大切ですが、ただ生きていくだけなら代謝性呼吸で事足ります。

ところが、その一方で、随意呼吸と情動呼吸があることで、呼吸と精神はより強く結びついているのです。

これら三種類の呼吸は働いている脳の場所の違いから来ています。話す、聞く、見るなど、脳は場所により細かく機能が分かれています。

代謝性機能を司る脳は**脳幹**にあります。ここには循環中枢など、生きるために必要な機能が存在します。随意呼吸は、腕の筋肉を動かす指令を出す脳と同じ**大脳皮質運動野**にあります。そして、情動呼吸は無意識に働きますが、感情をつくり出す脳である**大脳辺縁系の中の扁桃体**にあります。

それではまず、それぞれの呼吸がどのような役割をもっているのか簡単に説明しましょう。

三種類の呼吸を司る脳の部位

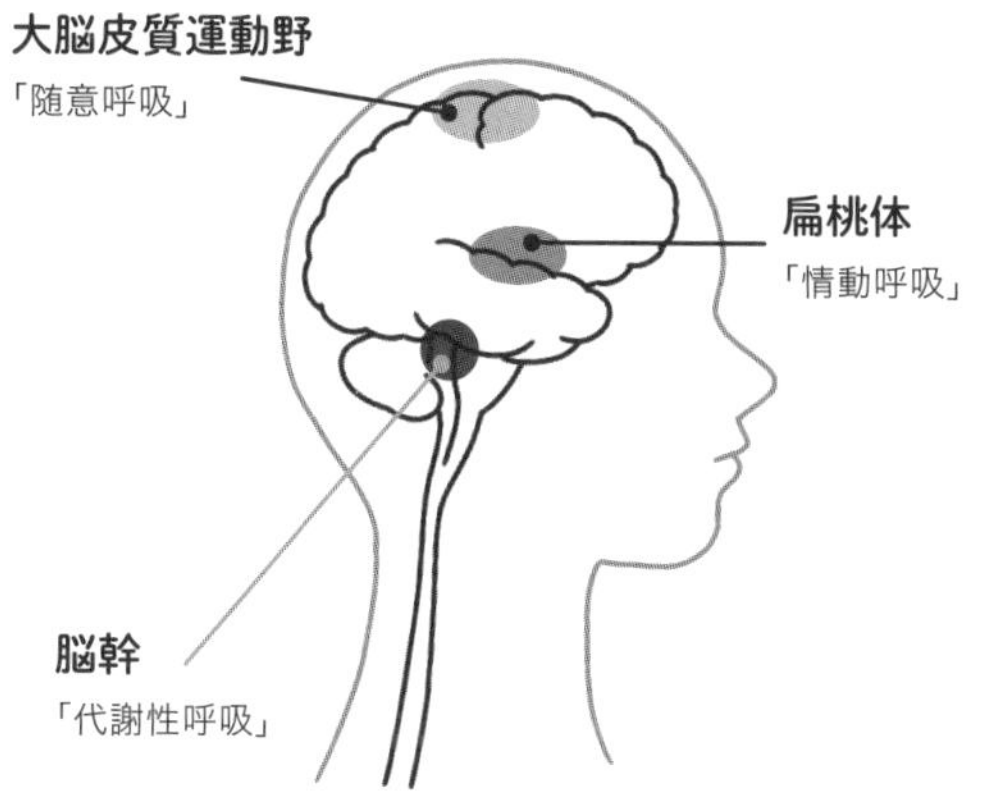

代謝性呼吸は、身体が無意識に行なっている呼吸です。

通常、人体は体内のさまざまなバランスを最適に保とうとしています。この働きのことを恒常性（**ホメオスタシス**）といいます。代謝性呼吸も、この役割を担っているのです。また、エネルギーの代謝も担っていることから、代謝性呼吸と呼ばれています。体内の酸素と二酸化炭素のバランスを調整しているのも、この代謝性呼吸です。

一方、私たちは意識的に息を我慢したり、深呼吸したりすることができます。

この、**意識的に行なう呼吸のことを、随**

意呼吸といいます。

そして意識的に呼吸を変えることで、心身に影響を与えることができるのです（第1章でご紹介した達人たちの呼吸は、主にこの随意呼吸のことですね）。織田信長や宮本武蔵のように自分を研ぎ澄ませることもできれば、呼吸によって心を落ち着かせることもできます。

また、現代ではＰＴＳＤ（心的外傷後ストレス障害）にも呼吸が有効だとされています。**ＰＴＳＤによって強い不安に襲われたときなど、意識的に呼吸を整えることで不安が和らぐ**というのです。随意呼吸は情動呼吸に関わる情動に影響するのです。

随意呼吸でコントロールできるのは、息だけではないのです。

随意呼吸は意識的に呼吸することによって心身に作用を及ぼしますが、逆に、心の変化は呼吸に表れることもあります。

それが、情動呼吸です。

これは脳にある呼吸を司る部分と、感情を司る部分とが、同じ大脳辺縁系（扁桃体）にあるから起こるのです。

情動呼吸は、心の変化によって表れる呼吸です。たとえば大切にしていた骨董品を壊されてしまったときや、突然、最愛の人を亡くしてしまったとき、怒りにせよ悲しみにせよ、呼吸は大きく乱れることでしょう。これが、情動呼吸です。

ネガティブな感情のとき、呼吸数は増え、呼吸は速くなります。一方ポジティブなときは、呼吸は落ち着いていき、ゆっくりとしたものになっていきます。もちろん、ポジティブな感情でも興奮し呼吸が増えることはありますが、それは一時的なものです。

実際に、不安時に呼吸数が増加するという実験結果（P98）があります。だからこそ、先ほどの随意呼吸によって呼吸を意識的に整えることが有効になるのでしょう。もちろん随意呼吸もずっと続けることはできませんし、長く続けると、代謝性呼吸が抑制されたままになり、体内のバランスが崩れます。情動呼吸では感情と呼吸のリズムが一体となって活動するので、随意呼吸をしなくても、よい香りをかいだり瞑想したりして呼吸リズムがゆっくりになれば、感情も落ち着いてくるのです。

不安実験の結果

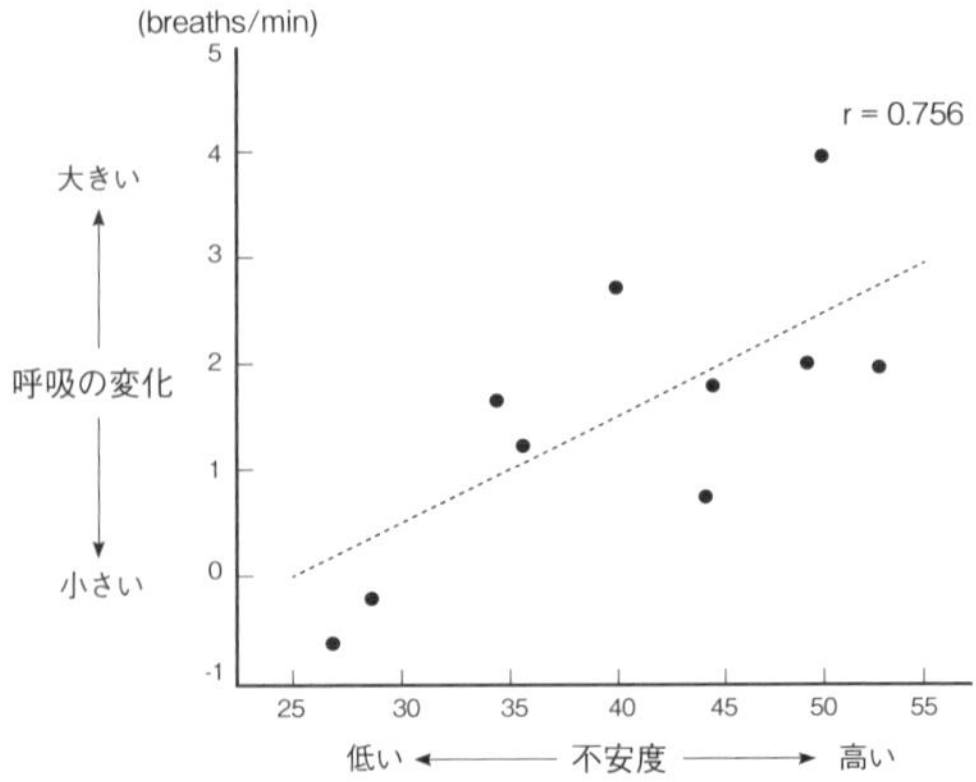

(breaths/min)
r = 0.756
大きい
呼吸の変化
小さい
低い
不安度
高い

不安度が高まるほど、呼吸数の増加が激しくなる

このように、呼吸と精神は密接に関わっています。つまり、呼吸が悪い状態では、精神への悪影響もあるということです。

また、自律神経と呼吸にも強い関係があります。

呼吸により自律神経活動は変動します。自律神経は自分の意思では働かせることができませんが、呼吸は随意的に変えることができるために、**呼吸で自律神経を整えることができる**のです。

速い呼吸では交感神経活動が高まり、ゆっくりとした呼吸にすると、交感神経の活動は小さくなります。そのときは相対的に副交感神経が有利になり、リラックスした状態になるのです。このように交感神経の活動は呼吸により変動します。

もちろん、緊張状態のほうがいいシーンもあるでしょう。呼吸を通じてリラックスしなければいけないというわけではありません。ただ、適切な場面で自身の望む呼吸を行なうためには、日頃から正しい呼吸を行なえていることが条件です。

三種の呼吸とは

- 生命活動を司る代謝性呼吸
- 意識的に心身に影響を与えることができる随意呼吸
- 心の動きを表す情動呼吸。感情と呼吸のリズムが一体になる

1日2万回の反復練習で呼吸を正す

新しいことを学ぶとき、よく「クセになるまで続けろ」という言葉を聞きます。私もその通りだと思います。

今、この本を読みながら猫背になっている方がいるかもしれません。そのような方が、いっとき姿勢を正したとしても、きっとまたふと気づいたときには、背筋は曲がっているのではないでしょうか。

それはもう、猫背がクセになってしまったからです。

正しい姿勢がクセになるまでには、膨大な反復練習が必要です。

しかし、姿勢を維持するための抗重力筋が衰えたままでは、いくら正しい姿勢を意識していても限界があるでしょう。

猫背を解消するためには、

①姿勢保持に使う筋肉（抗重力筋）を鍛える

②身体を丸める屈筋を柔らかくする

このふたつが必要です。

そしてそれには、正しい呼吸を身につけることが最適なのです。

次章で紹介する呼吸ストレッチ体操を行なうことで、無理なく抗重力筋を鍛えることができます。まずはそれによって、正しい呼吸を行なえるようになりましょう。猫背ではしっかり呼吸することができません。正しく呼吸ができているなら、そのときの姿勢もきっとよいはずです。

また、呼吸は1日あたり2万回程度も行なわれています。クセづけるためには、十分すぎるほどの反復練習だと思いませんか。

つまり、正しい呼吸が身につけば、自ずと正しい姿勢も手に入るのです。

日常生活を送っていて、自分の姿勢が曲がっていると感じることもあるでしょう。このようなときこそ、「背筋を伸ばす」ではなく「呼吸を改善する」意識をもつようにしてください。

正しい呼吸と正しい姿勢。一石二鳥を狙いましょう。

第2章のまとめ

- 体内で酸素と二酸化炭素が適切にバランスすることが大切
- 肺に空気が残りすぎると「過膨張」の状態になる
- 猫背は呼吸を浅くし、メタボやロコモのリスクも高める
- 肺は多くの呼吸筋が複合的に働いて収縮させている
- 呼吸には代謝性呼吸と随意呼吸、情動呼吸の三種類がある

第３章

毎日できる［部位別］呼吸ストレッチ

呼吸筋と抗重力筋

さて、この章では、具体的なストレッチをご紹介していきます。呼吸と姿勢を改善させるには、呼吸筋と抗重力筋のストレッチが欠かせません。

第2章でもかんたんに説明しましたが、まずは、呼吸筋と抗重力筋についておさらいしておきましょう。

呼吸筋は、呼吸に必要な筋肉です。肺は基本的にそれ自体では動けません。呼吸筋のサポートによって、はじめて肺は膨らみ、私たちは呼吸できるのです。この呼吸筋は首、胸、腹、そして背中に約20種類程度あり、吐くための呼息筋、吸うための吸息筋の2種類に分けられます。

一方、抗重力筋は、姿勢保持に欠かせない筋肉です。その名の通り、私たちがこの地球上で生活できるのは、重力に抗い姿勢を維持してくれている抗重力筋のおかげなのです。代表的なものには背中の脊柱起立筋がありますが、ほかにもお尻や脚など全身にあります。
この呼吸筋と抗重力筋、どちらにも該当する筋肉が多いことが、本書の主張である「呼吸を正して姿勢を正す」ことの根拠です。

姿勢を保つ主な抗重力筋

（〈　〉主要）

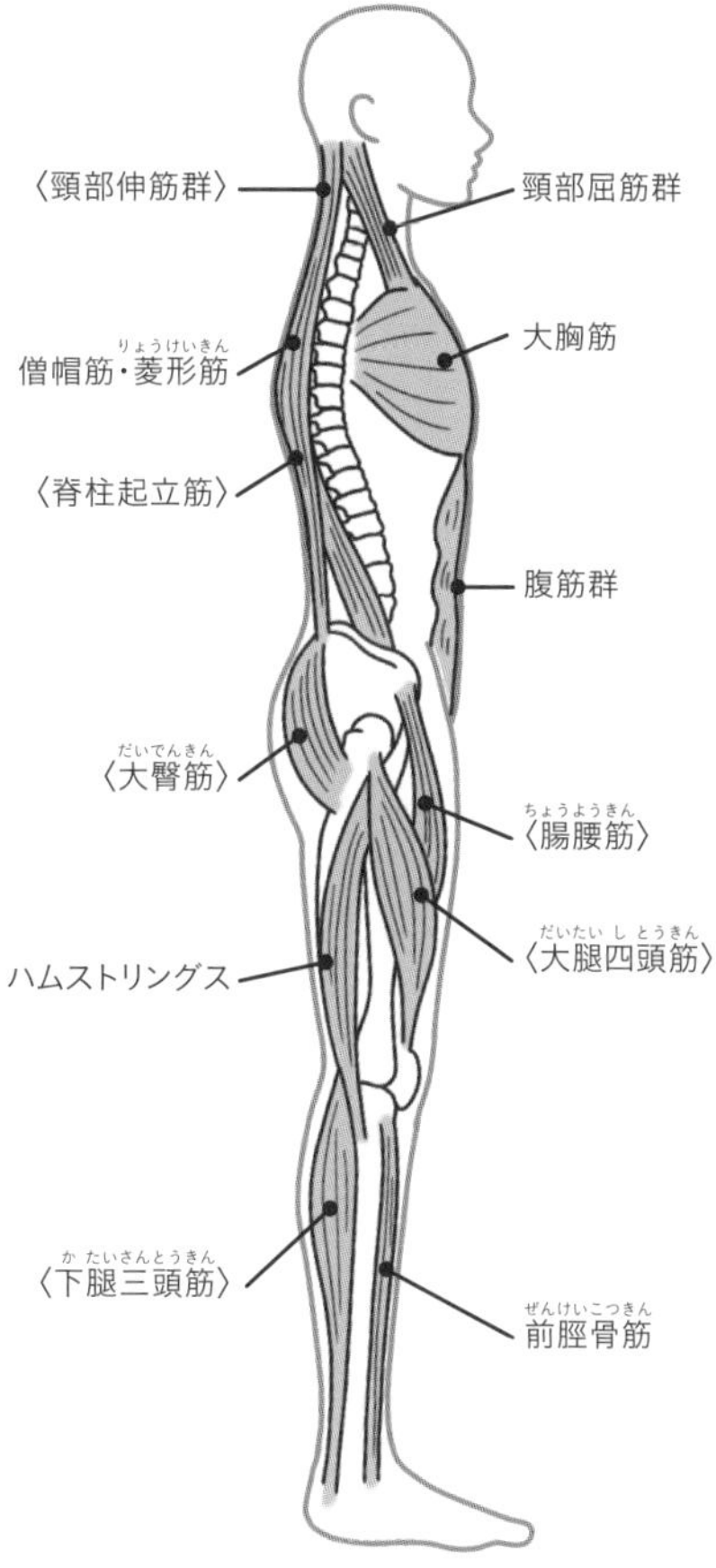
〈頸部伸筋群〉
頸部屈筋群
大胸筋
僧帽筋・菱形筋《りょうけいきん》
〈脊柱起立筋〉
腹筋群
〈大臀筋《だいでんきん》〉
〈腸腰筋《ちょうようきん》〉
〈大腿四頭筋《だいたいしとうきん》〉
ハムストリングス
〈下腿三頭筋《かたいさんとうきん》〉
前脛骨筋《ぜんけいこつきん》

ストレッチだけで十分効果あり

本書に限らず、何かしらの運動療法を扱う本を読むとき「どうせキツいトレーニングをするんでしょ。続けられないよ」と思う読者は多いはずです。しかし、巻頭（P14～23）で概略を見ていただいてもわかるように、本書のストレッチはまったくキツくありません。メインは寝床でできる、これ以上なく簡単な「寝たまま呼吸ストレッチ」です。

筋肉が凝り固まっていることが、正しい呼吸ができなくなってしまう大きな要因です。この筋肉をほぐし、本来の柔軟性を取り戻すだけで、キツいトレーニングなど行なわなくても十分に効果があります。というより、むしろ楽なストレッチが最適です。

姿勢も同じです。

猫背グセがついてしまっている人は、背筋が曲がった状態で筋肉が固まってしまっています。よほど筋肉が衰えてしまっている人以外は、同じくストレッチだけで十分な効果が期待できるでしょう。

筋トレと違い、ストレッチは長時間行なう必要がありません。1回あたり1〜2分程度でも十分。1回に長い時間行なうより、回数を増やしたほうがよいのです。
また、全身を伸ばすときの、なんともいえない気持ちよさもストレッチの醍醐味。みなさんのお好きなタイミングで、ぜひ行なってください。

第3章では寝たまま呼吸ストレッチ以外にも、部位別にさまざまなストレッチを紹介しています。起床前・就寝前はもちろん、外を歩いているときに一瞬立ち止まって、あるいは仕事の休み時間などに座ったまま行なってもよいでしょう。緊張する会議の前にも有効です。おいしく食べるために、食事前にも行なってみてください。

なお、注意しておきますがこのストレッチは、いわゆる一般的なストレッチとは異なります。**筋肉をストレッチした状態で収縮させる**のです。これにより、その筋肉はより柔らかくなりますし、呼吸筋のストレッチはさらに気持ちを落ちつかせてくれます。**息を吸う筋肉をストレッチするときには息を吸う、息を吐く筋肉をストレッチするときには息を吐く**。これが重要です。

実は重要な下半身の抗重力筋

呼吸筋と抗重力筋の関係性は紹介しましたが、抗重力筋のなかには呼吸をサポートしない筋肉もあります。大腿四頭筋《だいたいしとうきん》や下腿三頭筋《かたいさんとうきん》など、下半身の筋肉です。しかし、これらの筋肉が呼吸と無関係というわけではありません。

下半身の抗重力筋が衰えている状態では、立っているときに姿勢をキープできません。頭や上半身の重さ（重力）に負け、身体が前傾してしまいます。

つまり、猫背です。

猫背では胸郭をしっかりと広げることができないため、せっかく呼吸筋ストレッチをしても、呼吸は浅いままでしょう。

そのため、本書のストレッチでは一見呼吸と無関係に見える下半身の抗重力筋もストレッチします。

あなたの呼吸と姿勢は大丈夫？ 簡易チェック

ストレッチの前に、現在のあなたの呼吸や姿勢がどれほど衰えているのか確認してみましょう。簡単なチェックを用意しましたので、ぜひ行なってみてください。

また、ストレッチを1か月、2か月と続けてみた後に、もう一度チェックしてみることもおすすめです。きっと見違えていることでしょう。

●呼吸のチェック

少し歩いたとき以外にも、左記の日常の動作で息が乱れていたら、呼吸力が弱まっている可能性あり。当てはまっているものがひとつでもあれば、要注意です。

□しゃがんだり立ったりの繰り返し
□大きな声でしゃべる
□着替える
□入浴する

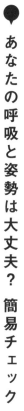

●姿勢のチェック

図のように、壁に背をつけた状態で立ちます。このとき、肩が壁についていなければ、猫背です。また、壁に肩をつけようと腰を反らせてしまってもNG。反り腰にな

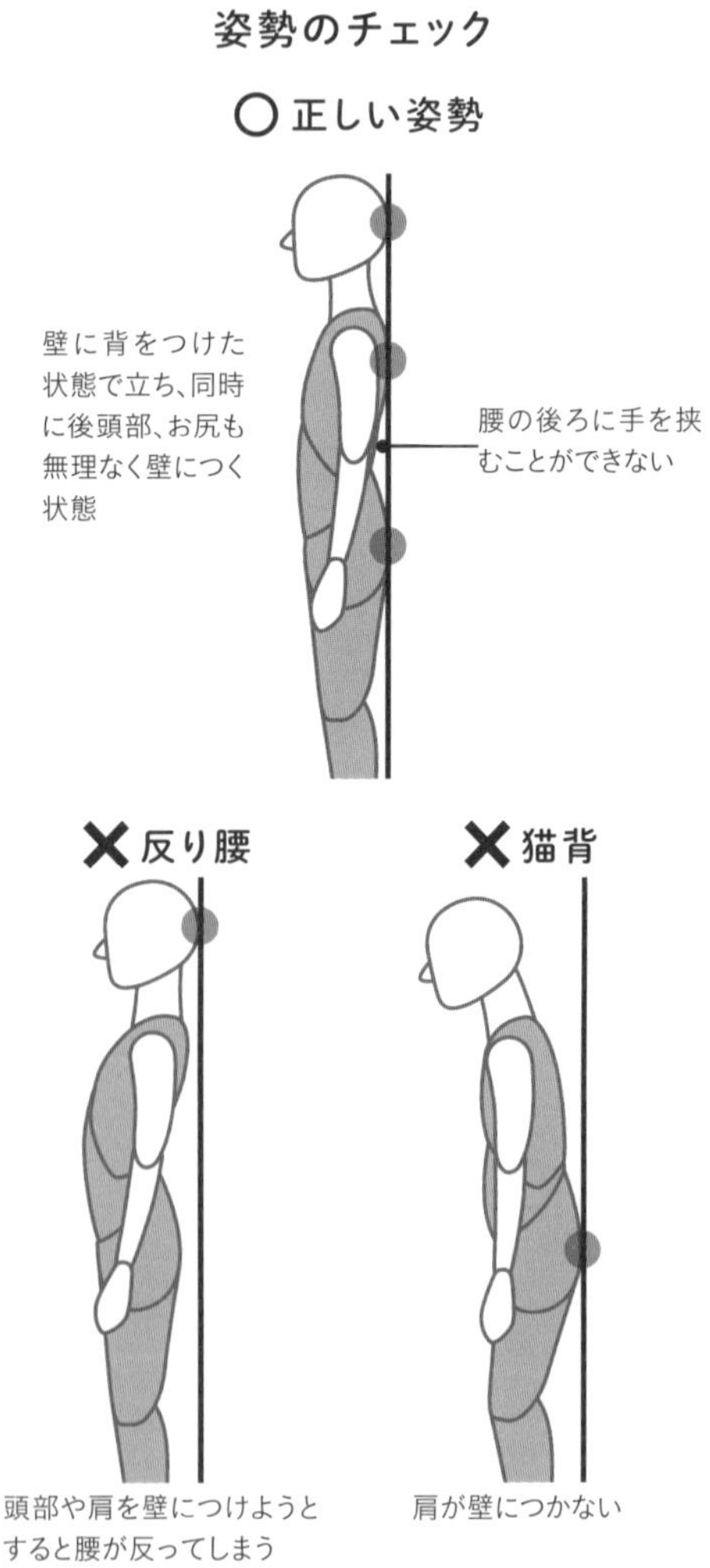
姿勢のチェック
○正しい姿勢
壁に背をつけた状態で立ち、同時に後頭部、お尻も無理なく壁につく状態
腰の後ろに手を挟むことができない
×反り腰
頭部や肩を壁につけようとすると腰が反ってしまう
×猫背
肩が壁につかない

ってしまい、これも正しい姿勢ではありません。正しい姿勢では、しっかりと肩が壁につきつつも、腰の後ろに手を挟むことができません。もし、これらのチェックに引っかかってしまったとしても、気落ちしないでください。呼吸も姿勢も、何もしなければ加齢とともに衰えていくものです。改善のため、そして健康を維持するための唯一の方法は、ストレッチなどで日頃から筋肉に適度な刺激を与えてあげることです。

この後のストレッチで、正しい呼吸、正しい姿勢を取り戻しましょう！

ストレッチの基本動作

- 息を吸う筋肉（吸息筋）をストレッチするときは息を吸う
- 息を吐く筋肉（呼息筋）をストレッチするときは息を吐く
- 定期的に「呼吸」と「姿勢」を確認する

1日1分で呼吸と姿勢を改善

本章では巻頭でご紹介した、寝ながらできるストレッチを4種、それからさらに効果を期待したい方向けにさまざまなポーズで行なう「部位別　呼吸ストレッチ」を10種の、計14種のストレッチを用意しました。

首や背中など、同じ部位のストレッチが複数ありますが、これはこりやすく、特にストレッチでほぐしてもらいたい部位です。

まずは、どのストレッチにも共通するコツがありますので、先に紹介しておきます。

①毎日行なう

ストレッチは続けることが大切。本書のストレッチを1日にまとめて行なうより、ひとつでもいいから毎日続けたほうが効果的です。

ご紹介しているストレッチは曜日ごとに割り振ってもかまいませんし、順番に行なって最後までこなしたらまた最初から、というやり方でもかまいません。とにかく、継続は力なり、なのです。

②無理をしすぎない

無理をしてまでストレッチする必要はありません。むしろ筋肉を痛めてしまう危険があります。ゆっくりと伸ばし「痛気持ちいい」くらいの感覚でとどめることが適切です。

③呼吸を止めない

息を止めてストレッチしても、筋肉はこわばったままですし血圧も上がります。ゆっくりと呼吸しながらストレッチを行ないましょう。ポイントは「鼻から吸って」「口からゆっくり長く吐く」です。

④可能な範囲でゆっくり伸ばす

伸ばす時間は、ゆっくりであればあるほど効果的です。ただし、だからといって苦しいのに無理をしてまでゆっくりする必要はありません。続けているうちにゆっくりになっていきます。はじめは時間は考えずに、ゆっくり吸えるところまで吸う、ゆっくり吐けるところまで吐くことを意識してください。

⑤ストレッチする筋肉と呼吸を組み合わせる

ご紹介するストレッチのパターンは、息を吸うときに働く吸息筋と、息を吐き出すときに働く呼息筋に分けられています。息を「すう」と書いてあるパターンは吸息筋を、息を「はく」と書いてあるパターンは呼息筋をストレッチしています。

ストレッチしながらその筋肉を収縮させるところに本書がすすめているストレッチ体操の特徴があります。

筋肉をストレッチしながら収縮させると、その後、筋肉はより柔らかくなります。

これを難しい言葉ですが、**シクソトロピー効果**と呼んでいます。

ストレッチのポイント

- 毎日行なう
- 無理をしすぎない
- 呼吸を止めない
- 可能な範囲でゆっくり伸ばす
- ストレッチする筋肉と呼吸の組み合わせを意識する

［寝たまま］呼吸ストレッチ一覧 ※詳細はP16〜23をご参照ください

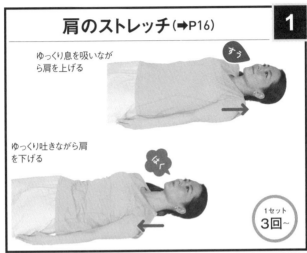

1 肩のストレッチ（➡P16）

ゆっくり息を吸いながら肩を上げる

ゆっくり吐きながら肩を下げる

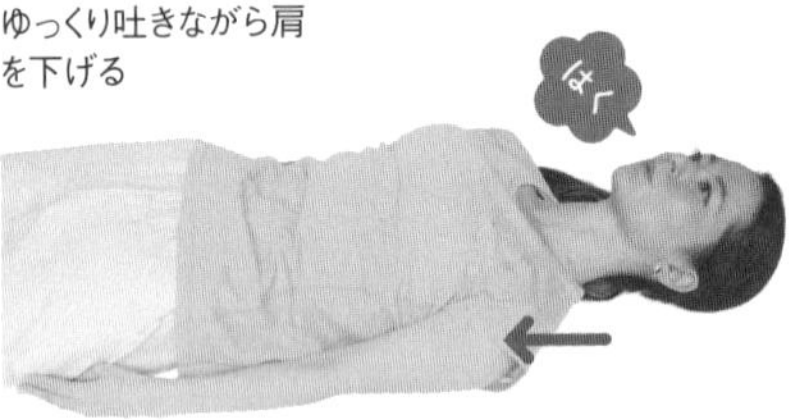

1セット
3回〜

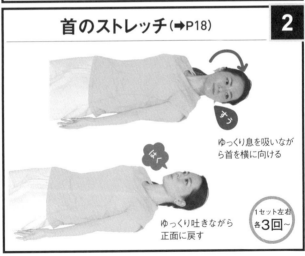

2 首のストレッチ（➡P18）

ゆっくり息を吸いながら首を横に向ける

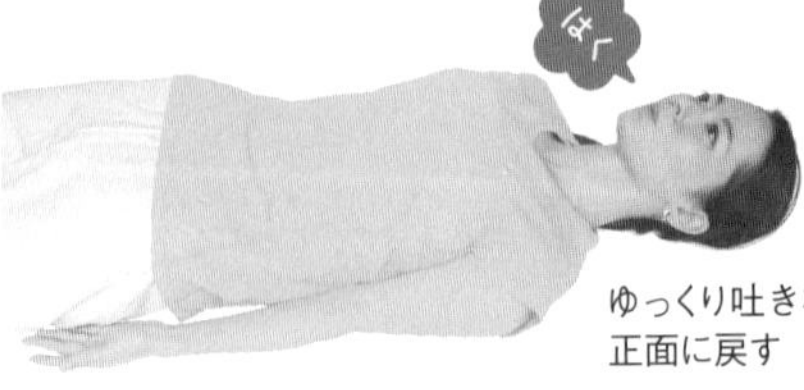

ゆっくり吐きながら正面に戻す

1セット左右
各3回〜

胸・背中のストレッチ（➡P20） 3

ゆっくり息を吸いながら膝を抱えて身体を曲げていく

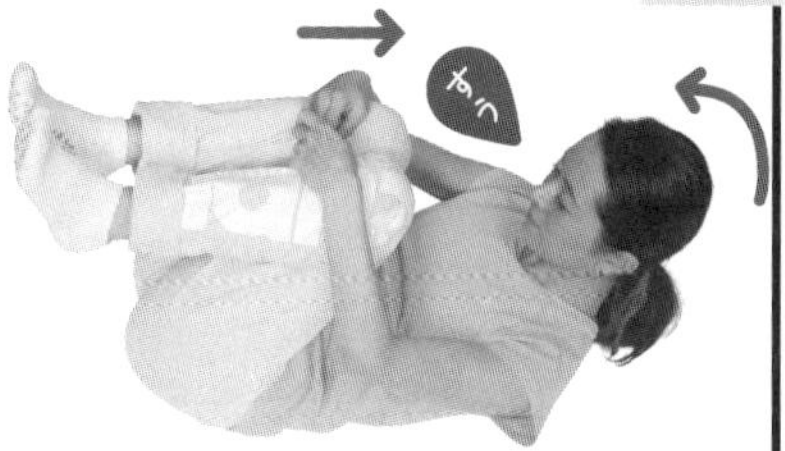

ゆっくり息を吐きながら、藻との姿勢に戻す

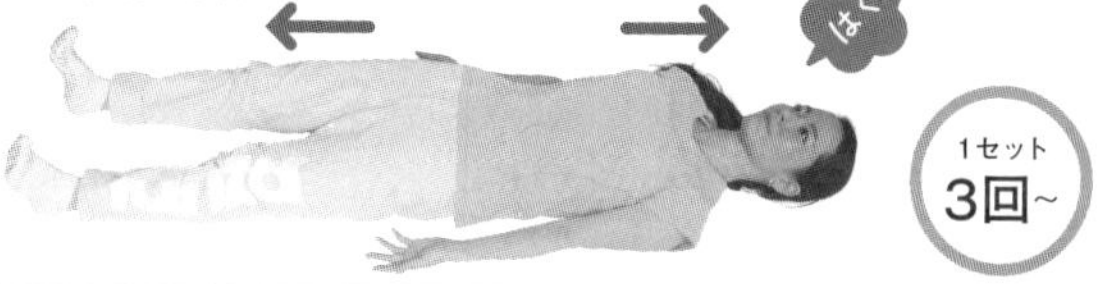

1セット
3回～

肩周り・胸郭のストレッチ（➡P22） 4

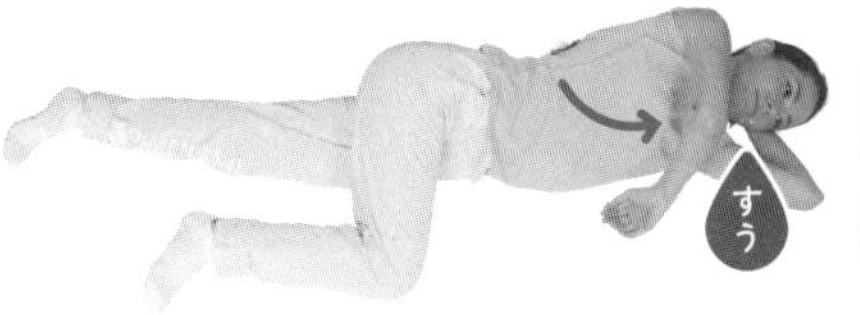

膝を曲げて半身の姿勢になり、ゆっくり息を吸いながら腕を頭上に上げていく

ゆっくり息を吐きながら腕を背中側に回して戻す

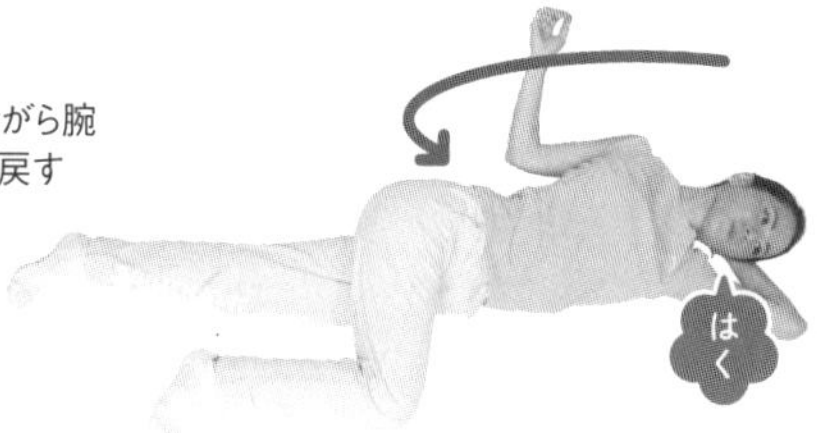

1セット左右
各3回～

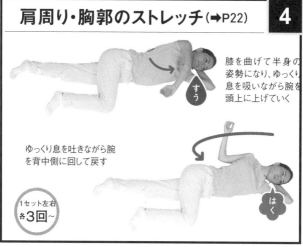

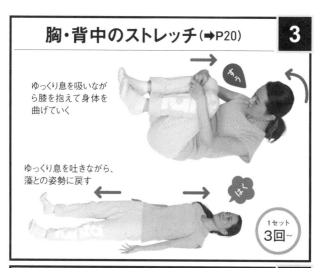

部位別　呼吸ストレッチ

巻頭でご紹介した「寝たまま呼吸ストレッチ」だけでも姿勢や呼吸の改善に十分に効果がありますが、姿勢や呼吸を正すためのポイントは人によって異なります。首が原因の場合もあれば、肩や腰、背中や体幹に問題がある場合（あるいは複数の原因が重なっている場合）があります。そこで、ここからは気になる部位別に、より効果を上げるためのストレッチをいくつかご紹介しましょう。

首、肩、背中、お腹、体側、体幹など、気になる部位から選んで行なっていただいてもいいですし、日替わりで順繰りに実践していただいてもかまいません。もちろん、体力や時間が許すなら、すべてやっていただくとさらに効果的です。

継続しやすいように、本当に必要なストレッチだけを厳選していますので、気になるものからどうぞ、始めてください。

ストレッチ前のウォーミングアップ

ストレッチの前に軽くウォーミングアップしましょう。
呼吸と身体の動きを合わせて肩を上げ下げします。

1

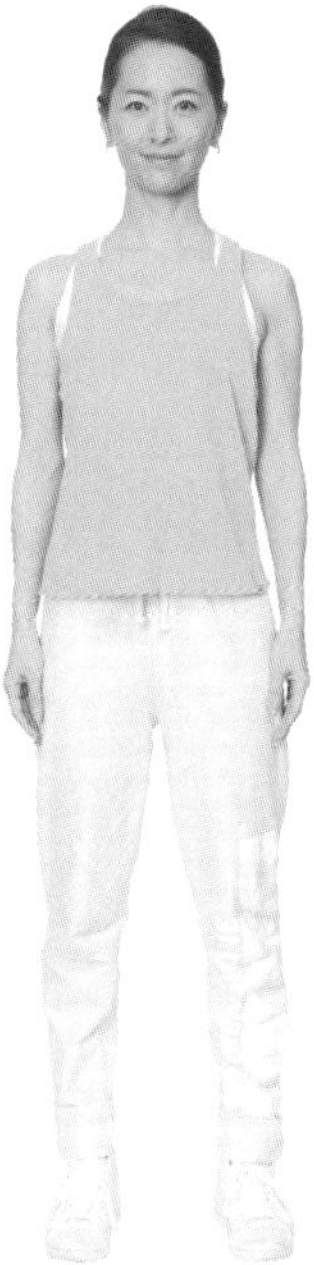

肩の力を抜いて両足は肩幅に開く

数回
繰り返す

2

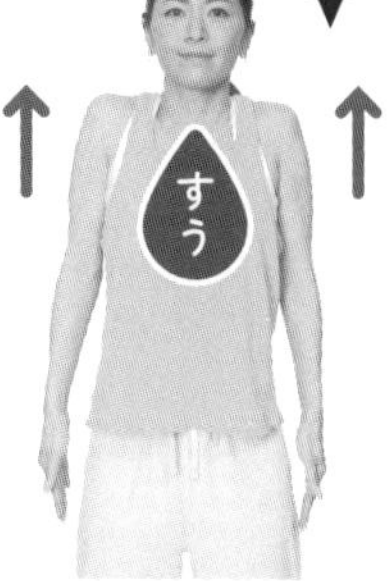

息を吸いながらゆっくり
肩を上げる

3

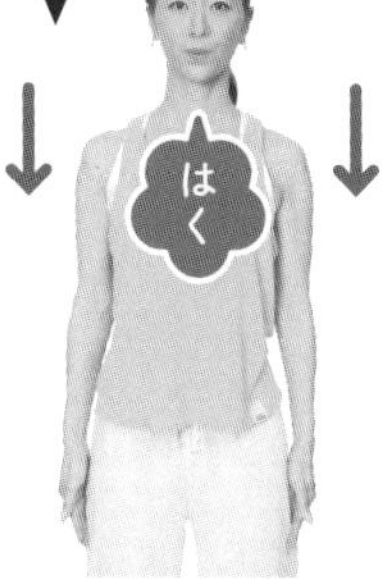

息を吐きながらゆっくり
肩を下げる

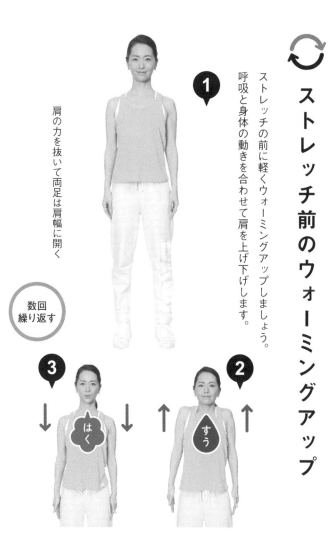

1-1
首のストレッチ（横に回す）

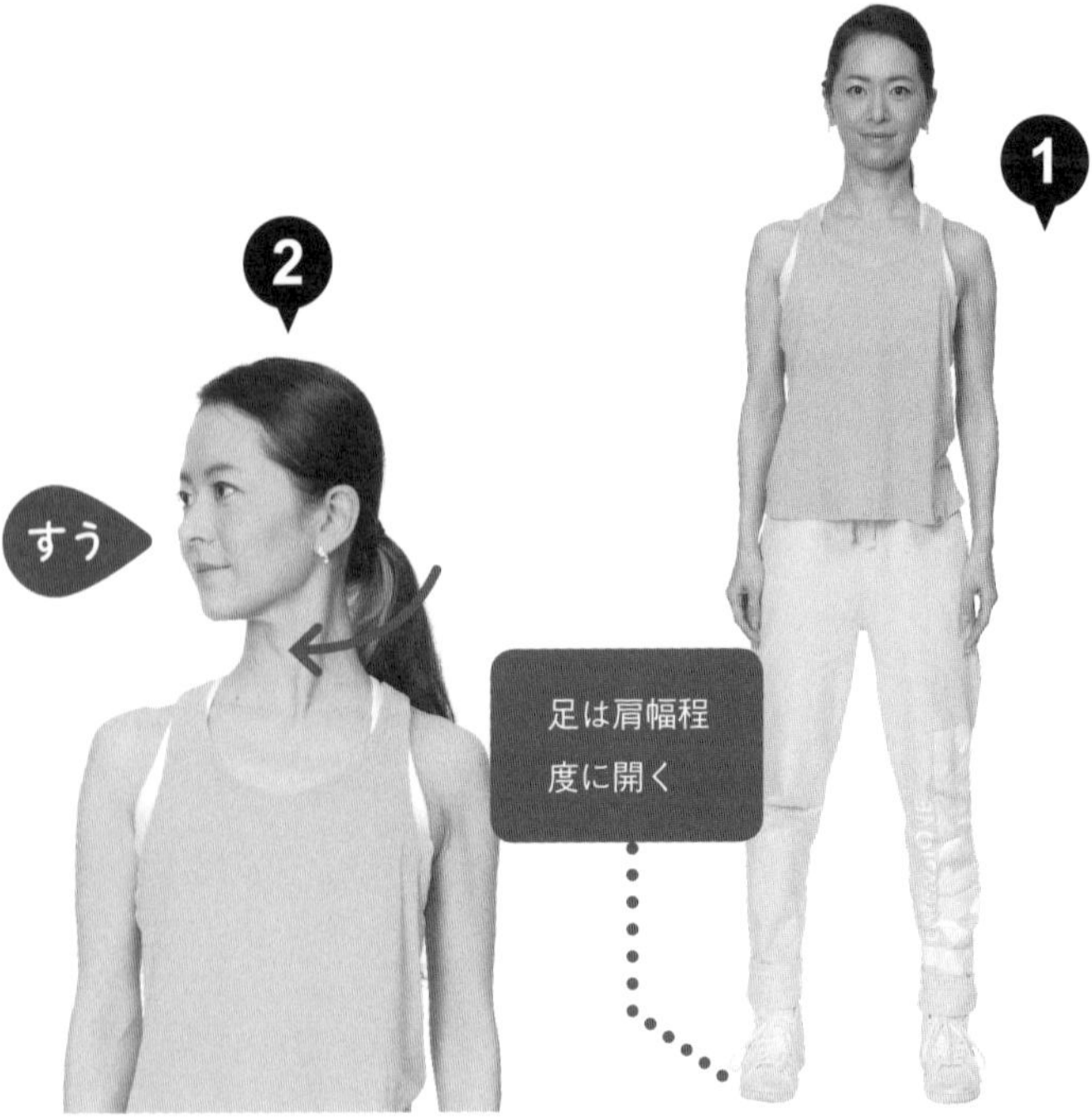

息をゆっくりと吸いながら顔を右に回す

足は肩幅程度に開いて立つ

胸《きょう》鎖《さ》乳突筋《にゅうとつきん》など、首周りの呼吸筋をほぐすストレッチ。首こりの改善にも効果があります。

1セット
各3回～

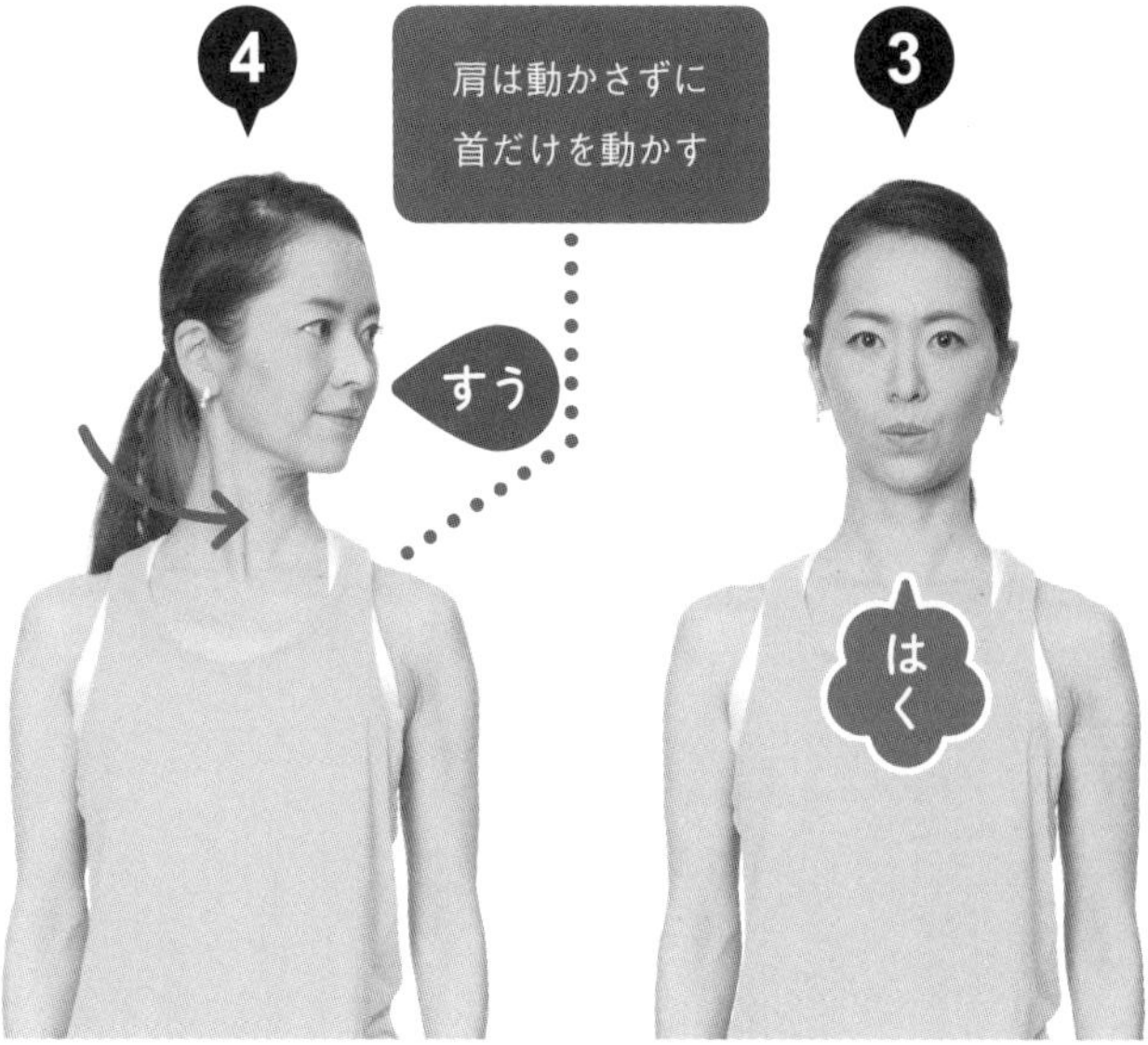

3 息をゆっくりと吐きながら顔を正面に戻す

4 反対側も同様に、息をゆっくりと吸いながら行なう

1-2
首のストレッチ（斜め前に倒す）

1
すう
首を下げたときに反対側の肩が上がらないように注意する

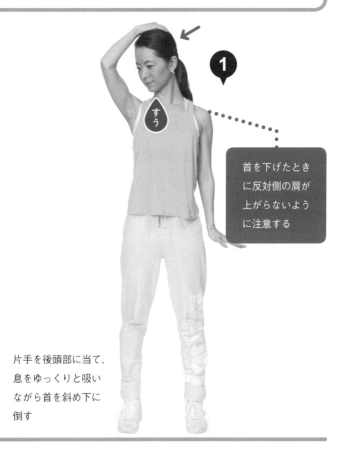

片手を後頭部に当て、息をゆっくりと吸いながら首を斜め下に倒す

首の斜め後ろが気持ちよく伸びる程度に。無理をして倒しすぎないこと。

1セット
各3回〜

2

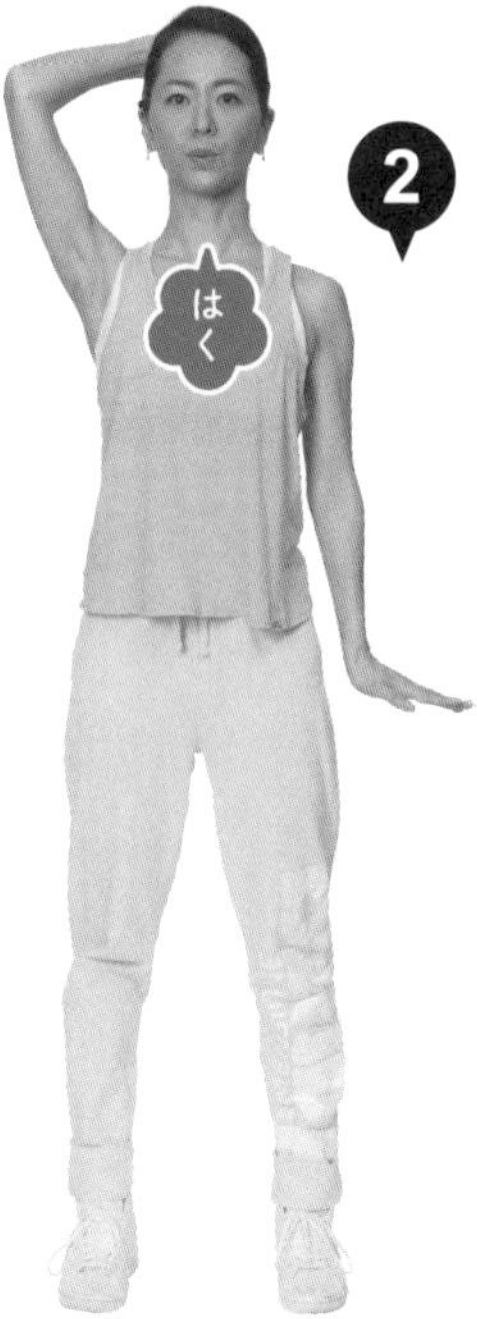

息をゆっくりと吐きながら首をまっすぐに戻す

3

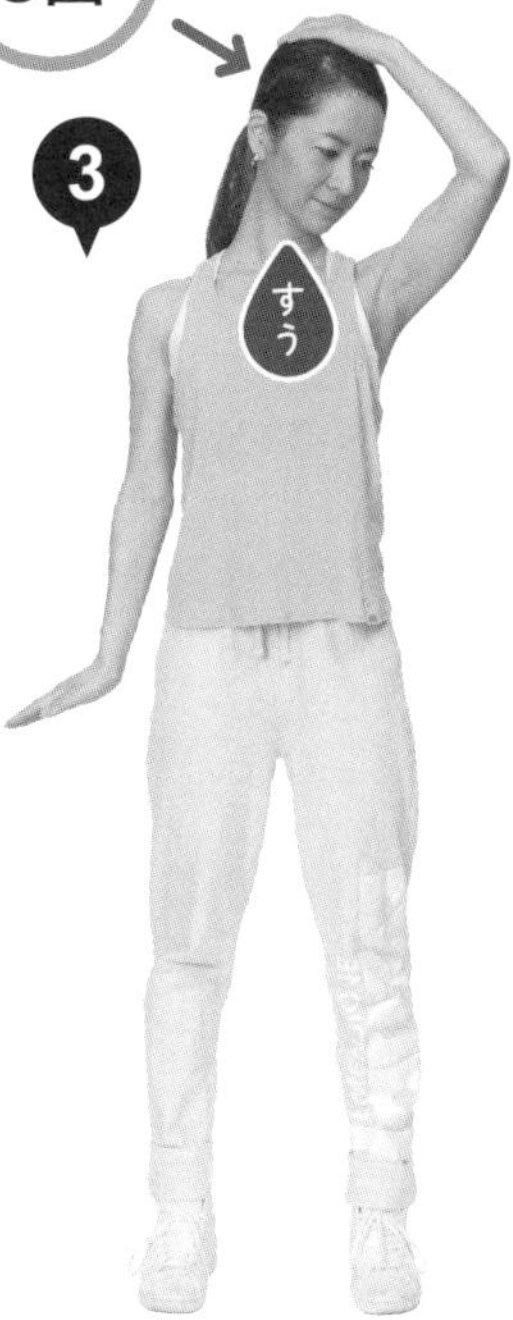

手を変えて反対側も同様に行なう

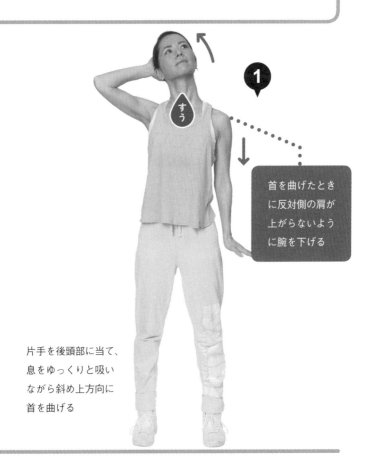

1-3
首のストレッチ（斜め後ろに倒す）

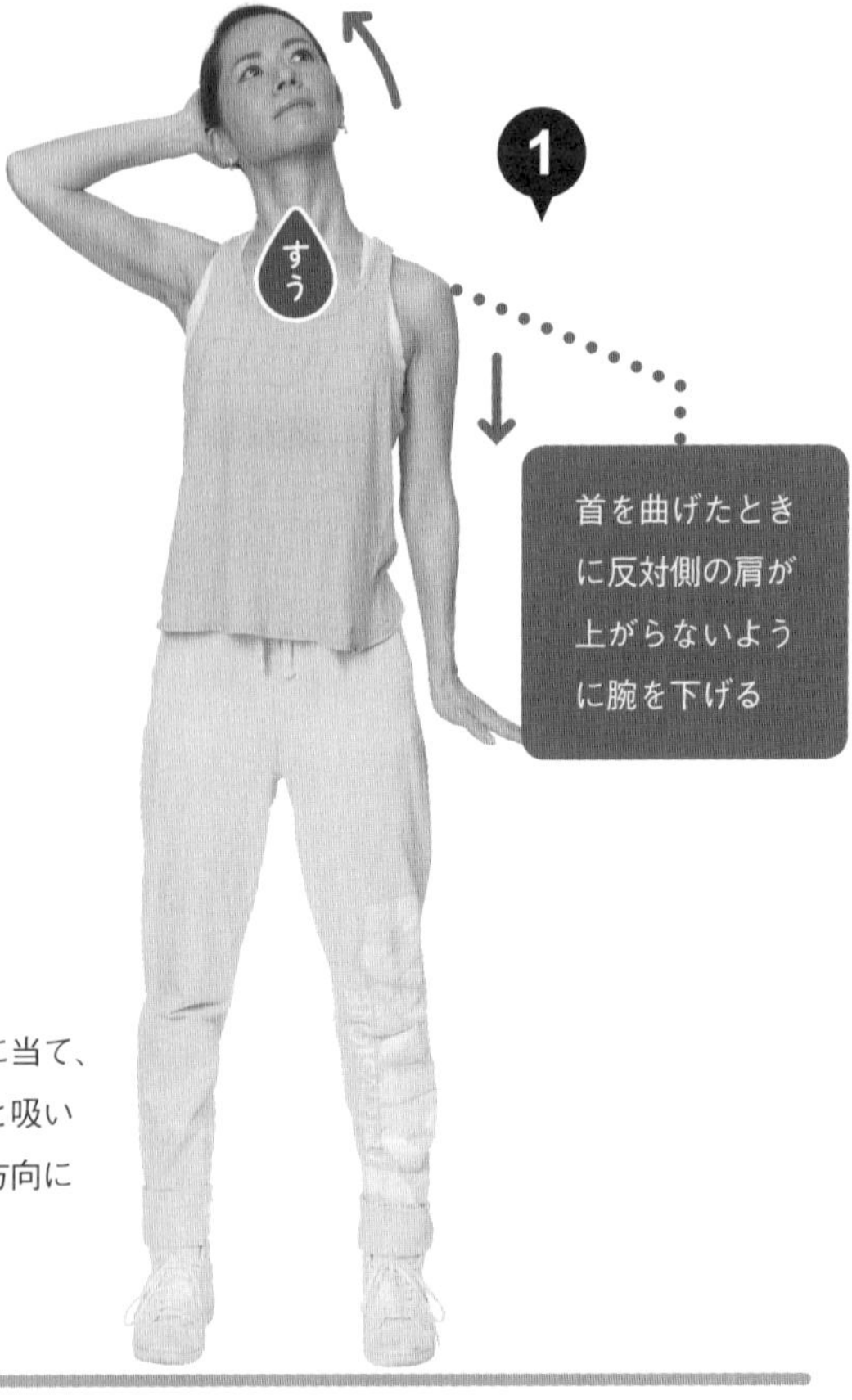
すう
1
首を曲げたときに反対側の肩が上がらないように腕を下げる

片手を後頭部に当て、息をゆっくりと吸いながら斜め上方向に首を曲げる頭の重さにまかせて無理に伸ばしすぎないようにしましょう。転倒にも注意してください。

1セット
各3回〜

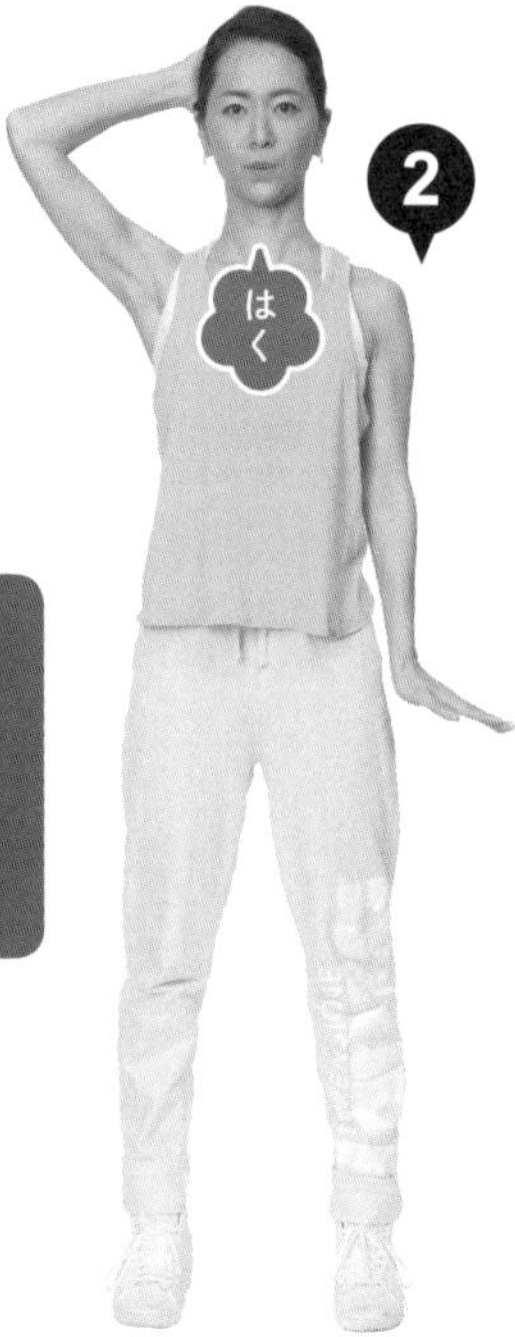
2
はく

息をゆっくりと吐きながら首をまっすぐに戻す

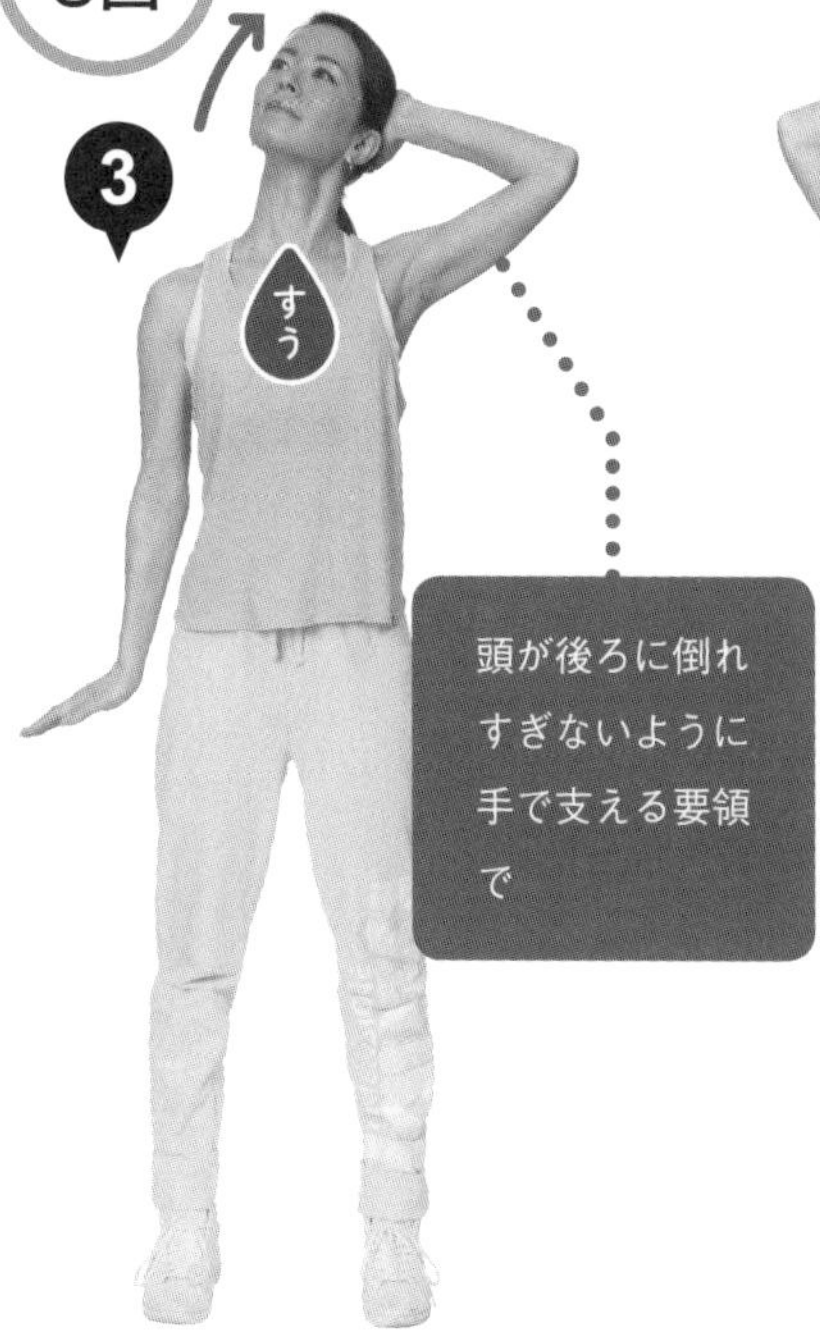
3
すう
頭が後ろに倒れすぎないように手で支える要領で

手を変えて反対側も同様に行なう

1-4
首のストレッチ（前に倒す）

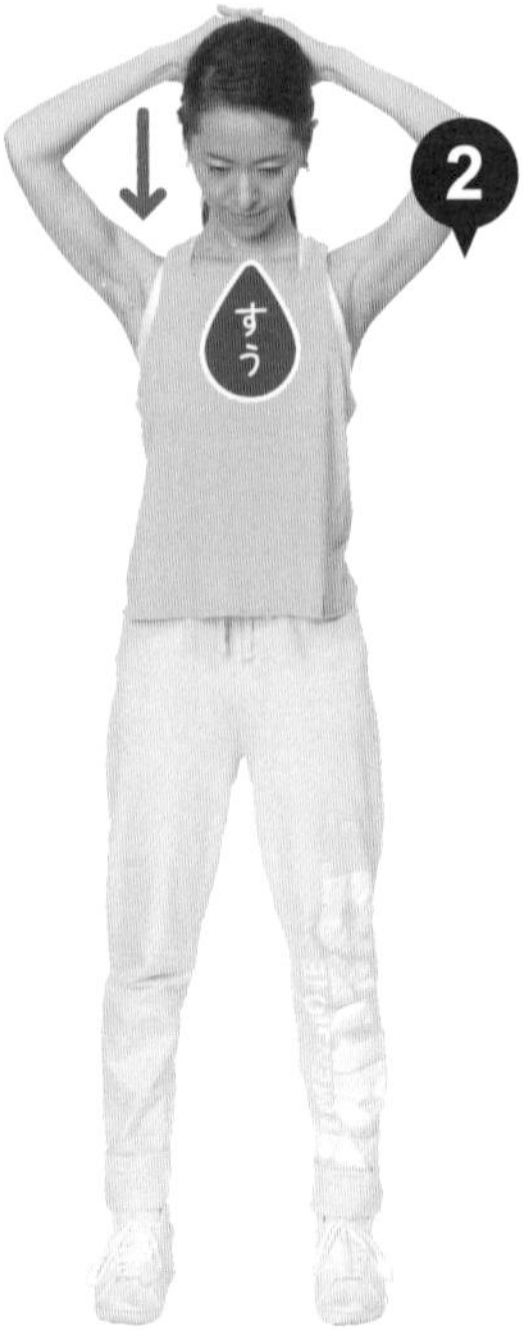

息をゆっくりと吸いながら首を前に倒す

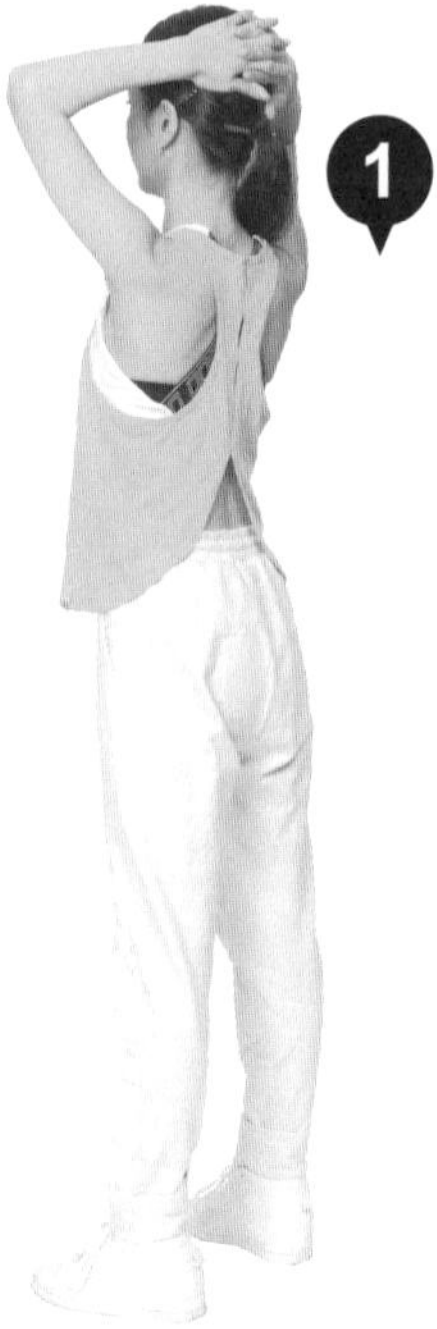

両手を頭の後ろに添えて真っすぐに立つ

首をゆっくり前に倒します。肩をいっしょに動かさないようにして、首だけを動かすようにしましょう。

1セット
3回～

3

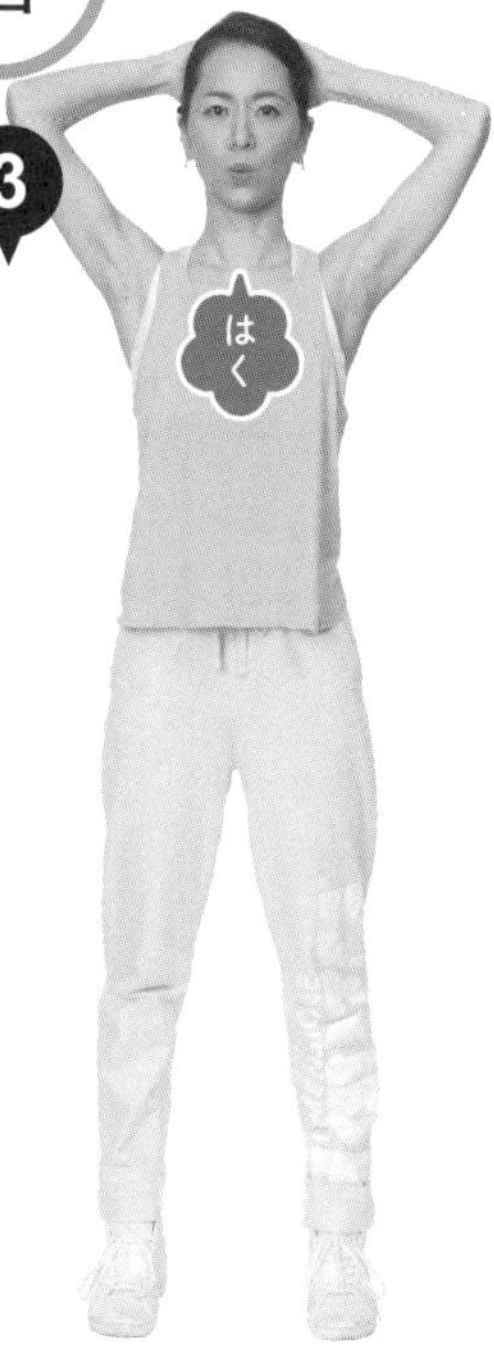

息をゆっくりと吐きながら顔を正面に戻す

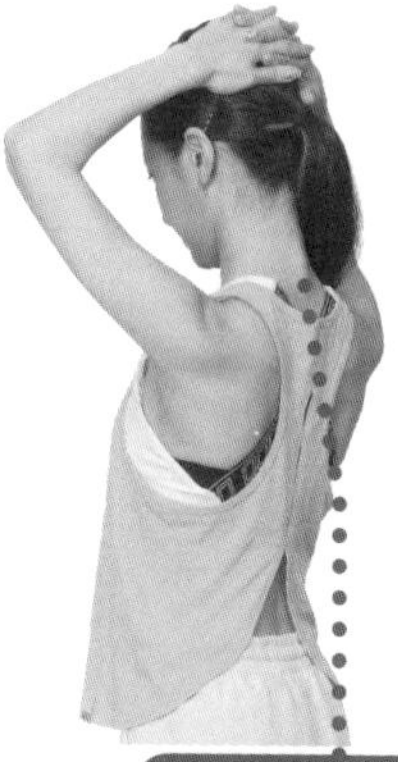

後ろから見たところ。両手で無理やり頭を押さえつけないように注意

2
肩のストレッチ （上げ下げ）（後ろに回す）

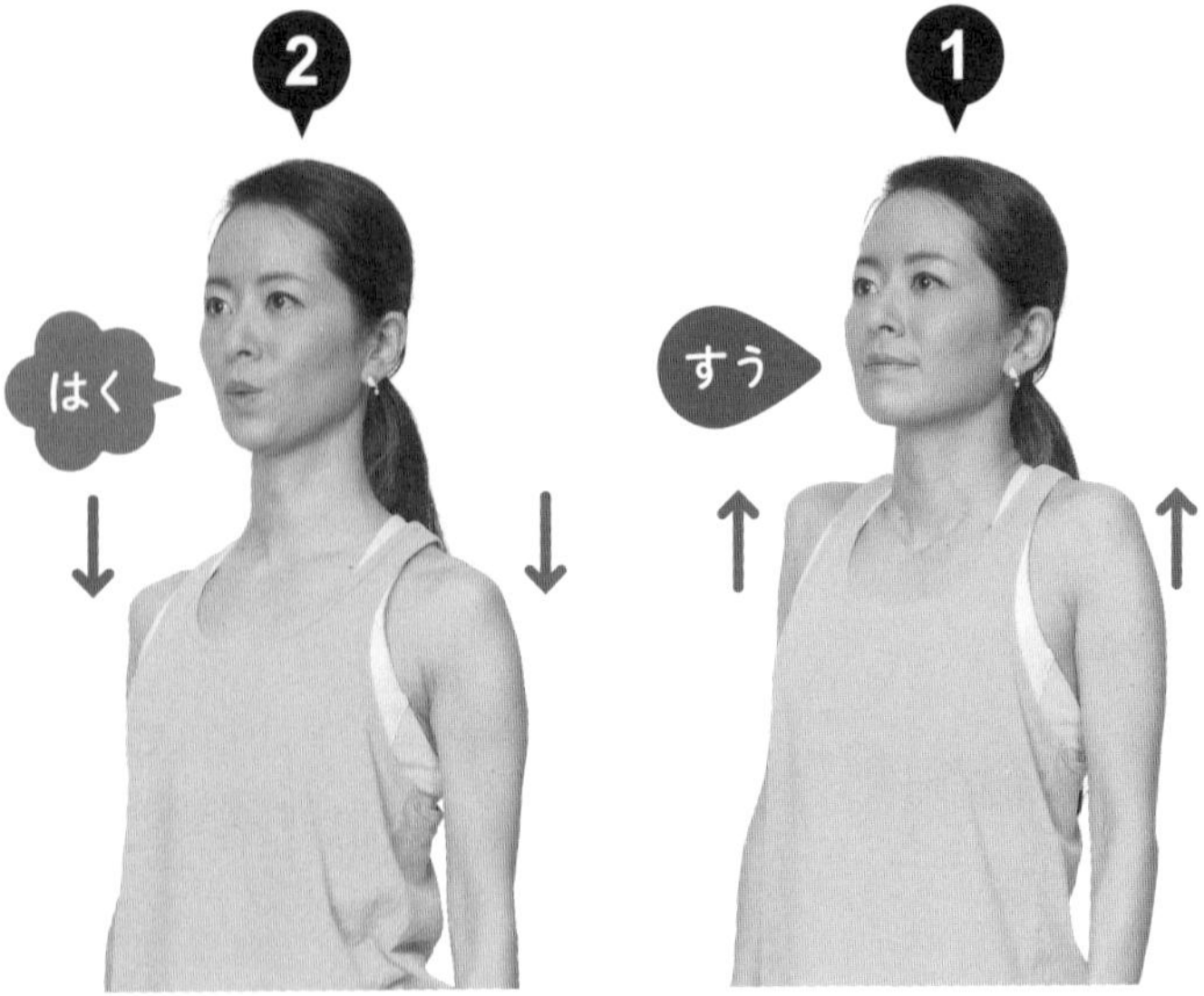

息をゆっくりと吐きながら肩を下ろす

息をゆっくりと吸いながら肩を上げる

息を吸う筋肉（吸息筋）である僧帽筋を中心にストレッチして、肩まわりをリラックスさせます。

1セット
各3回～

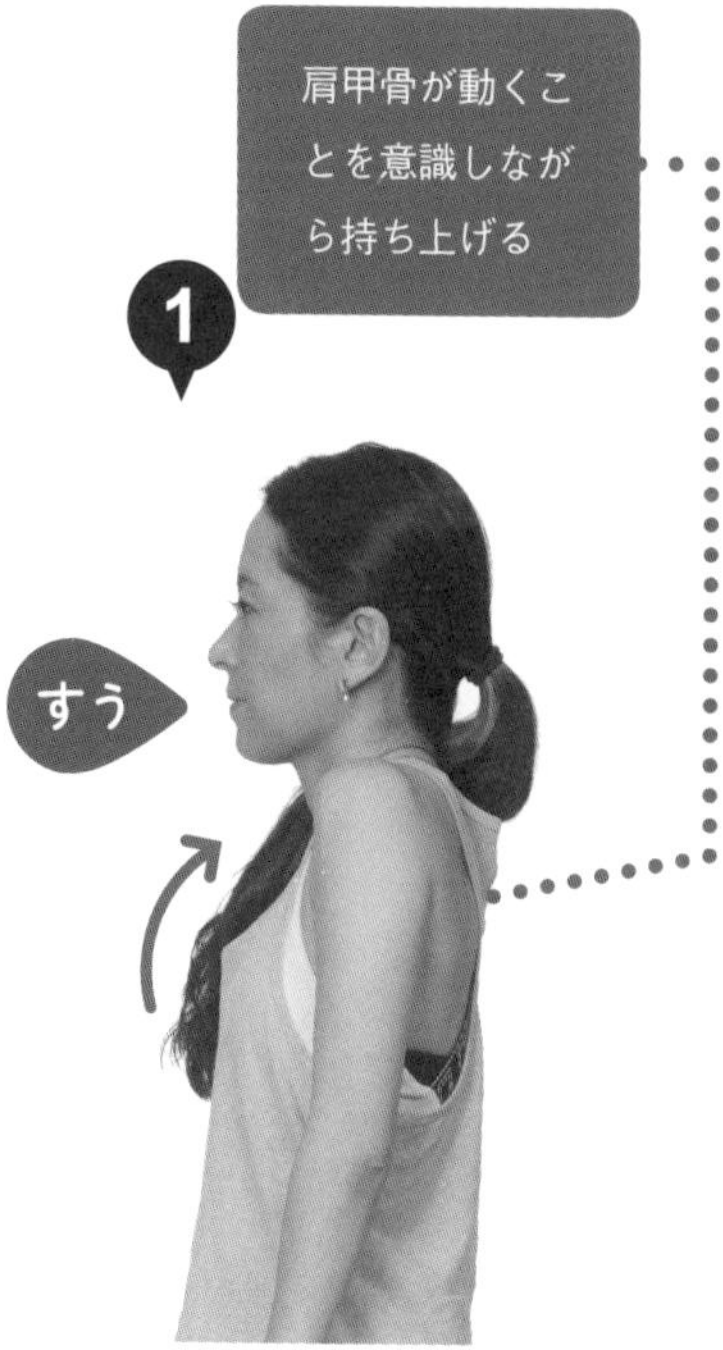
肩甲骨が動くことを意識しながら持ち上げる
1
すう

息をゆっくりと吸いながら肩を前から持ち上げ後ろへ回していく

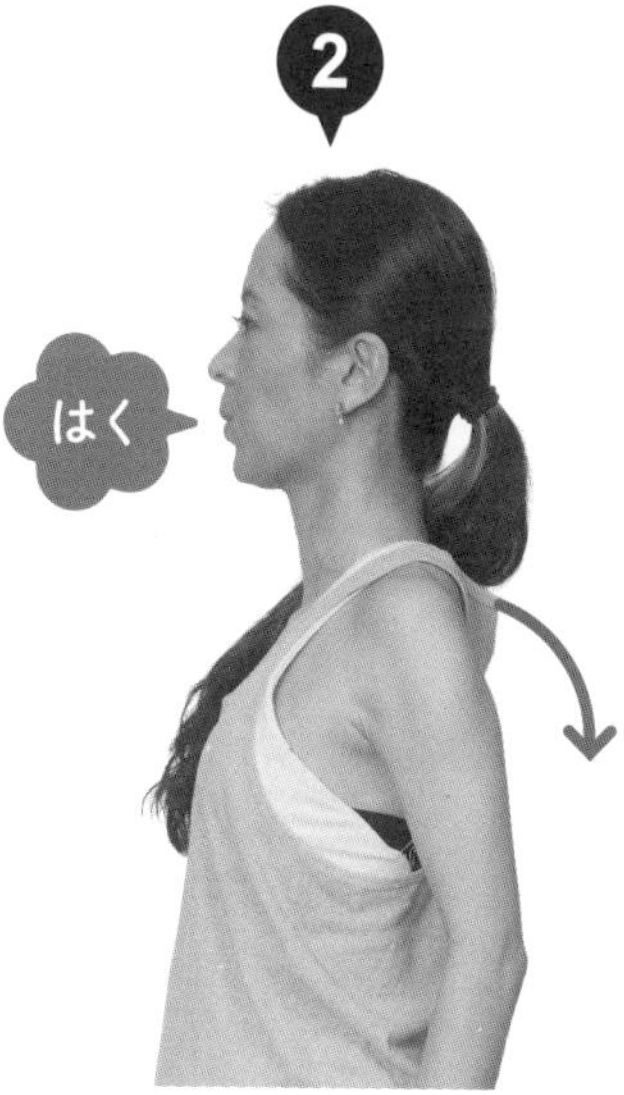
2
はく

ゆっくり息を吐き肩を後ろに回しながら下ろす

3
胸のストレッチ

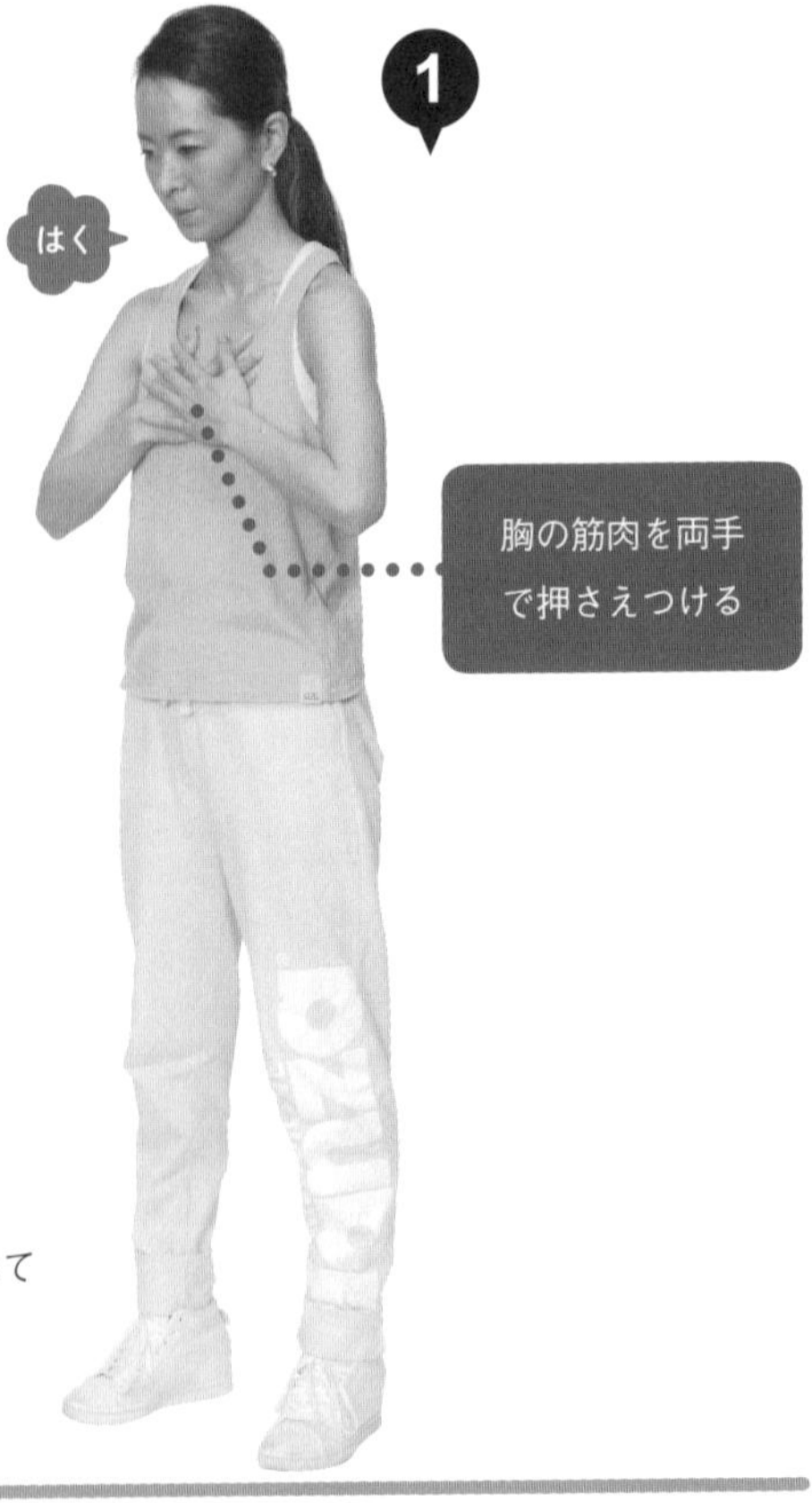

胸の上で両手を重ねて
息をゆっくりと吐く

持ち上がる胸を両手で押し下げることで、胸の筋肉をストレッチします。

1セット
3回~

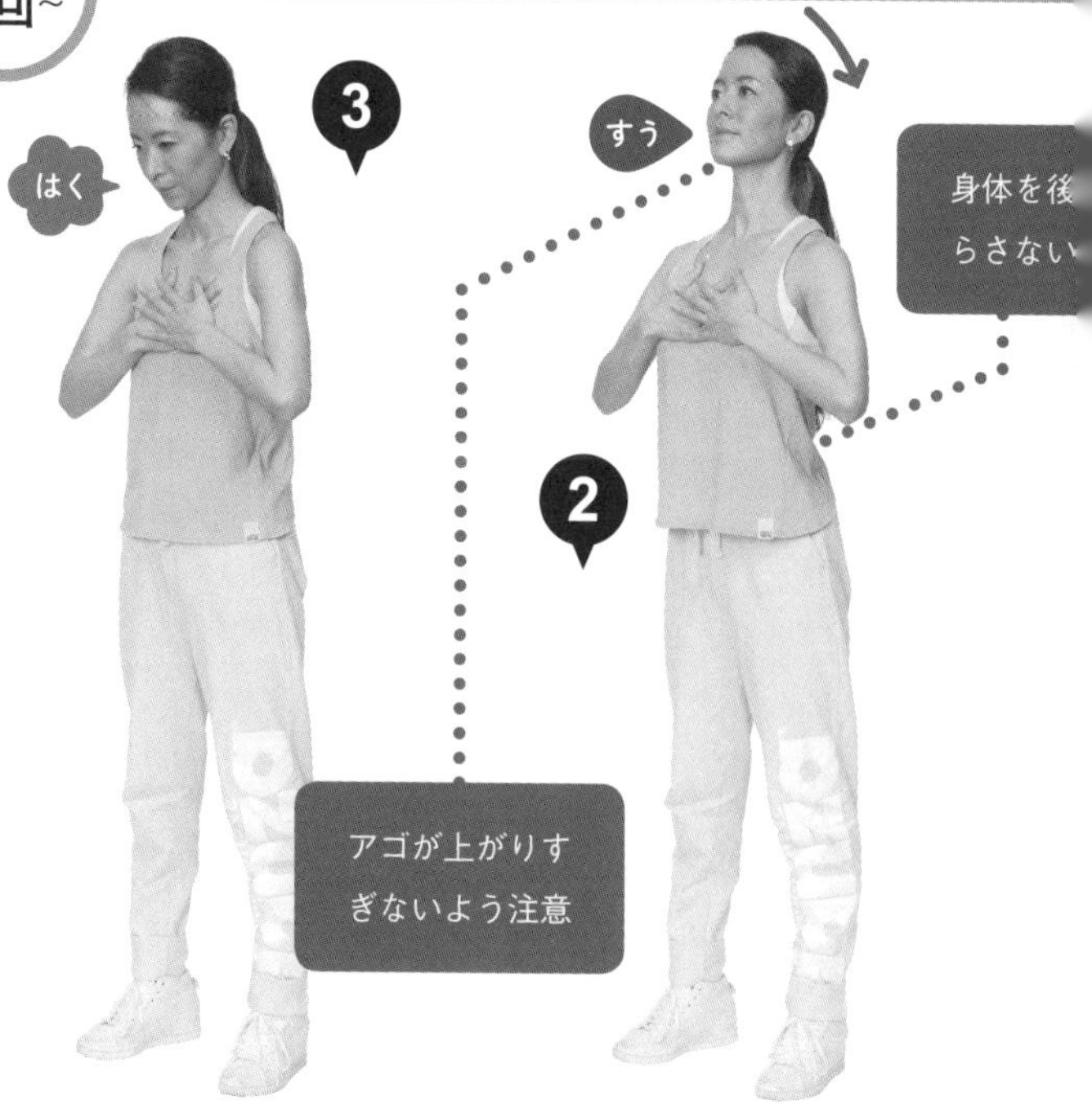
はく
3
すう
身体を後
らさない
2
アゴが上がりす
ぎないよう注意

腕の力を抜き、息をゆっくりと吐きながら元の姿勢に戻す

息をゆっくりと吸いながら胸を両手で押し下げる

4
背中のストレッチ

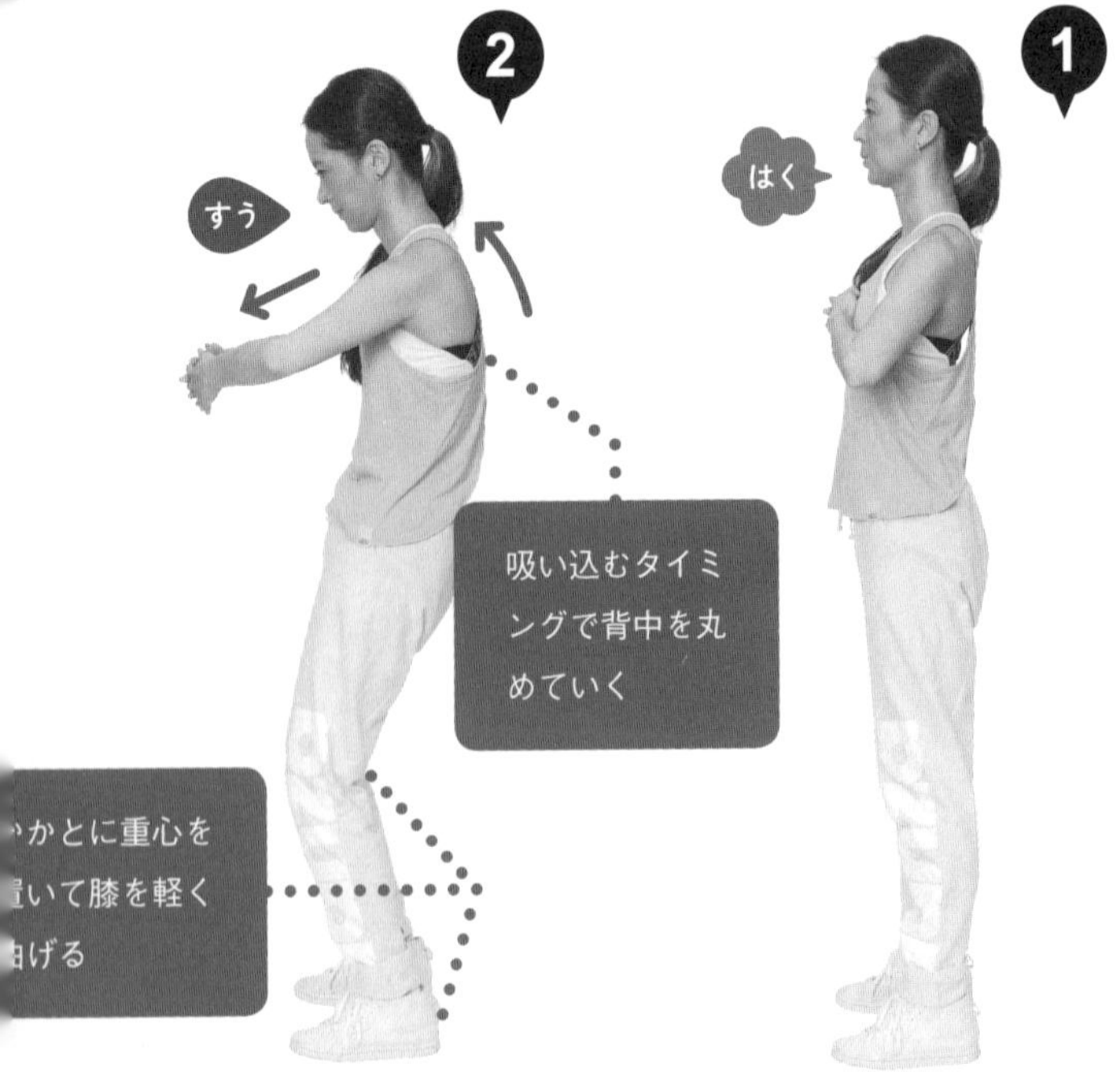
1
はく
2
すう
吸い込むタイミングで背中を丸めていく
かとに重心を
いて膝を軽く
げる

胸の前で両手を組み、息をゆっくりと吸ってからゆっくりと吐く

息をゆっくりと吸いながら両手を前に伸ばして背中を丸めていく

息を吸いながらゆっくり背中を丸めて、脊柱《せきちゅう》起《き》立筋《りつきん》を中心にストレッチします。

1セット
3回~

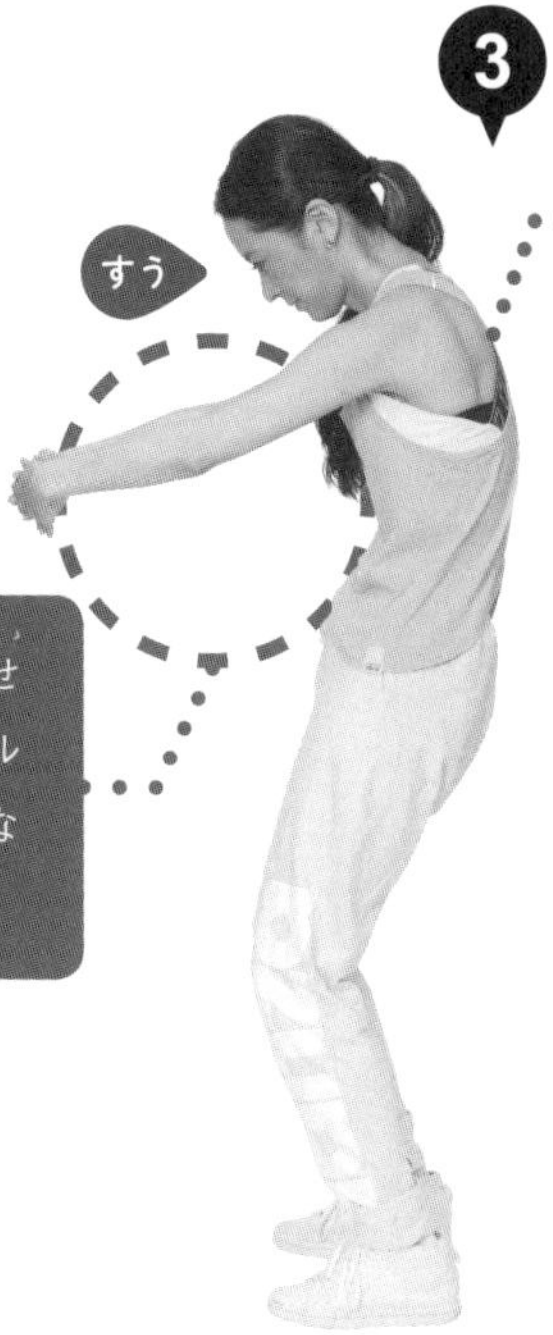
3
すう
左右の肩甲骨が開くことを意識する
お腹をへこませて大きなボールを抱えるようなイメージで

できるところまで背中を丸めたら、ゆっくりと息を整えながら最初の姿勢に戻る

5
腹部・体側のストレッチ

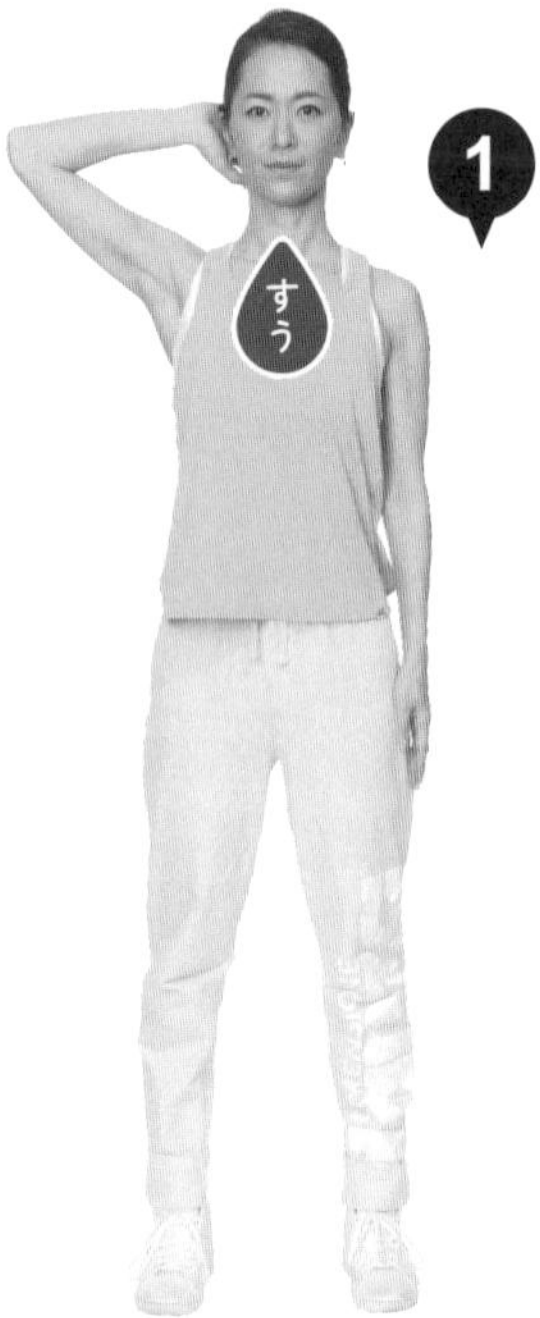

片方の手を後頭部に当て、
息をゆっくりと吸う

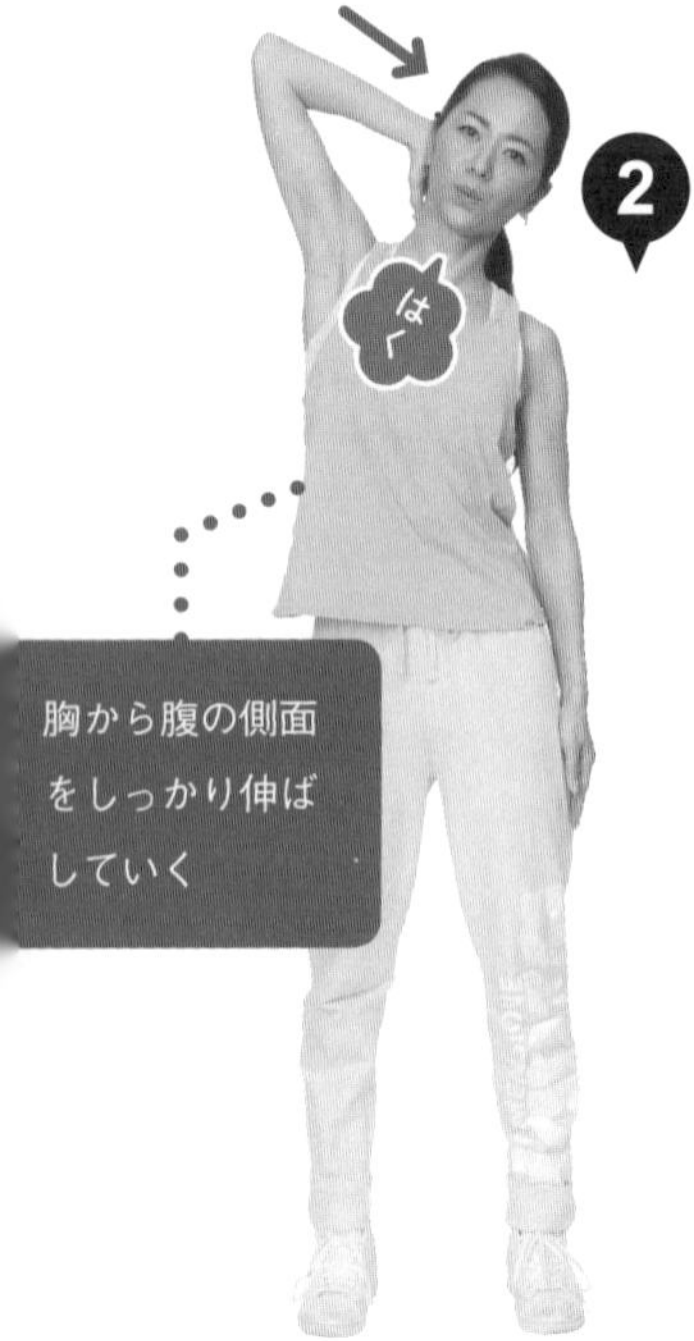
2
はく
胸から腹の側面をしっかり伸ばしていく

ゆっくり息を吐きながら
身体を真上に伸ばす

身体を真上に伸ばし、胸・腹部の横にある吐く筋肉をストレッチします。

1セット
各3回～

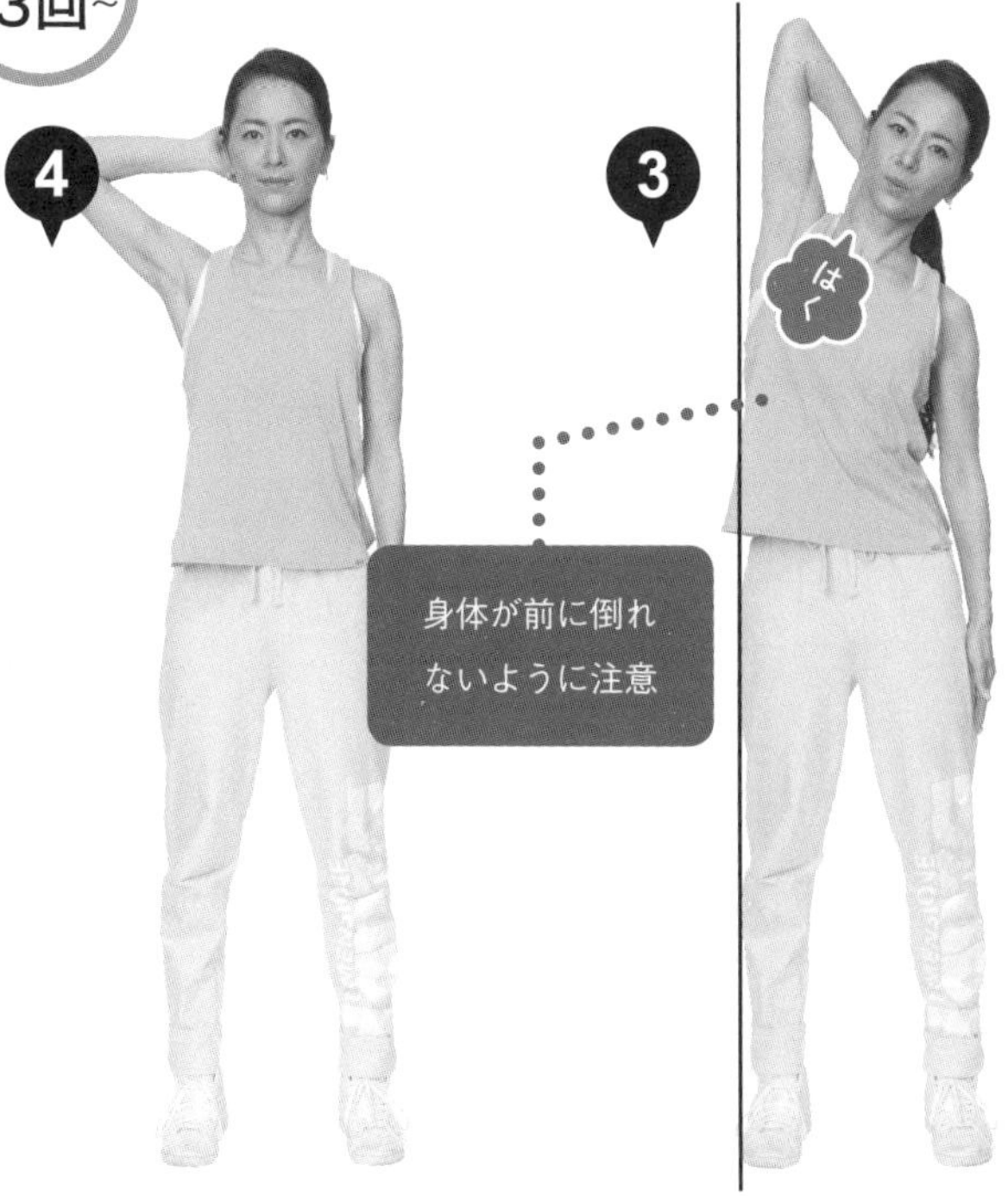

4 ゆっくりと元の姿勢に戻す。反対側も同様に

3 ひじからかかとまでが一直線になるよう意識する

6
胸郭のストレッチ

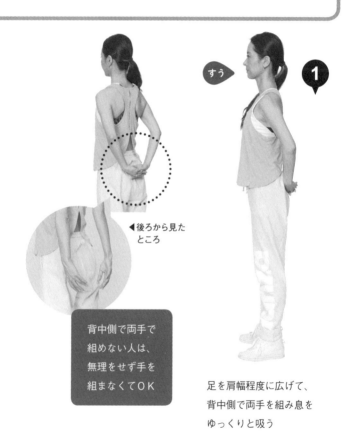

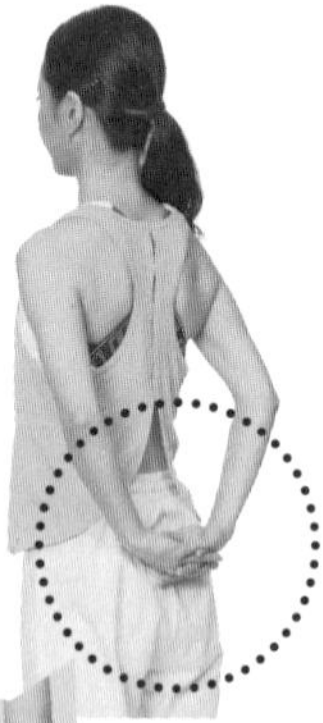

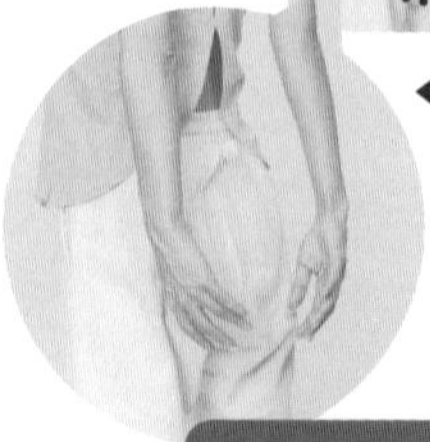

◀後ろから見たところ

背中側で両手で組めない人は、無理をせず手を組まなくてOK

足を肩幅程度に広げて、背中側で両手を組み息をゆっくりと吸う

組んだ両手を背中側に伸ばして、胸郭を広げるようにストレッチします。

1セット
3回~

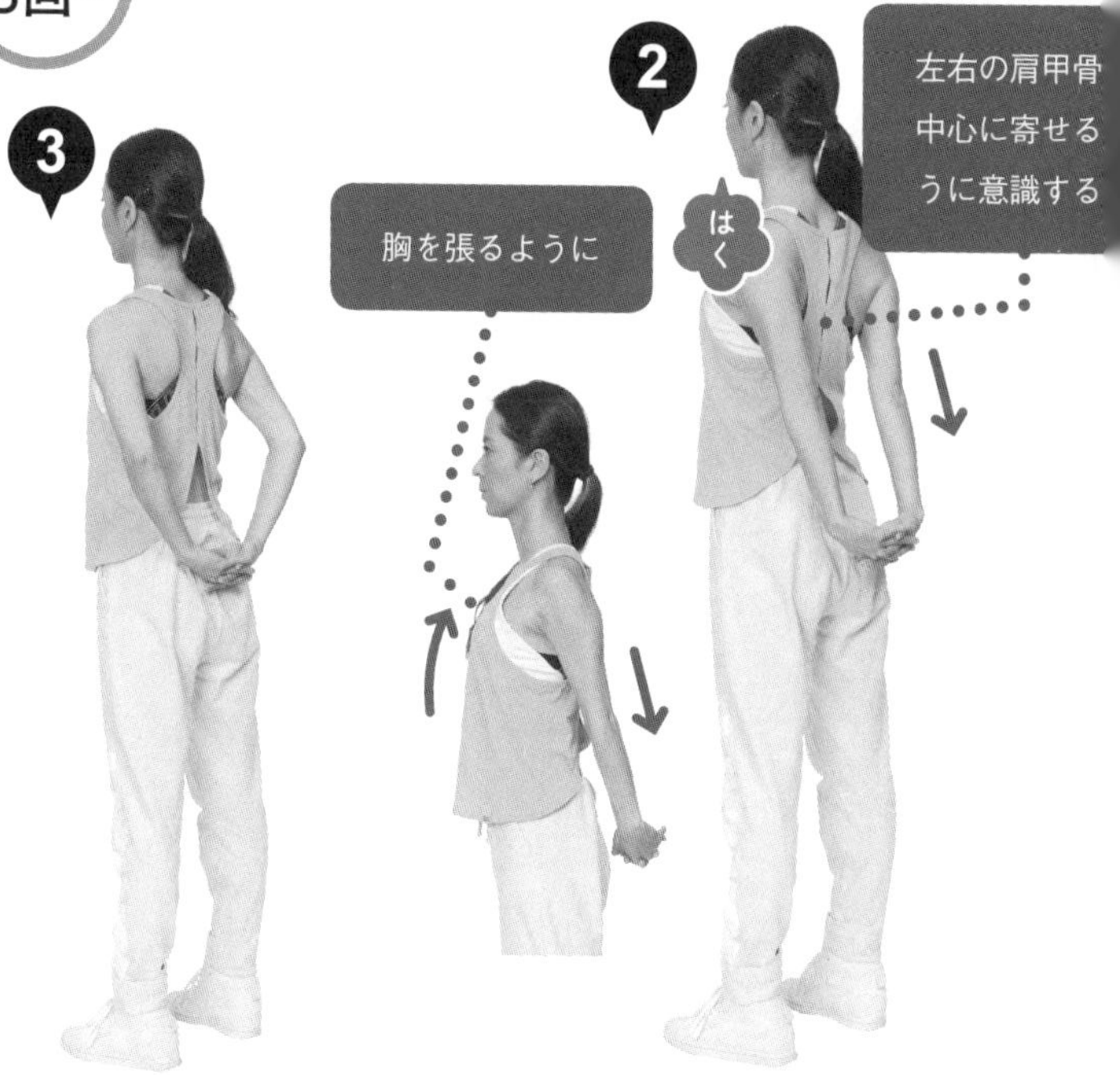
3
2
左右の肩甲骨
中心に寄せる
うに意識する
胸を張るように
はく

ゆっくりと呼吸を整えながら最初の姿勢に戻る

斜め前を見上げながら息をゆっくりと吐き、両手を後方へ伸ばす

7
体幹のストレッチ

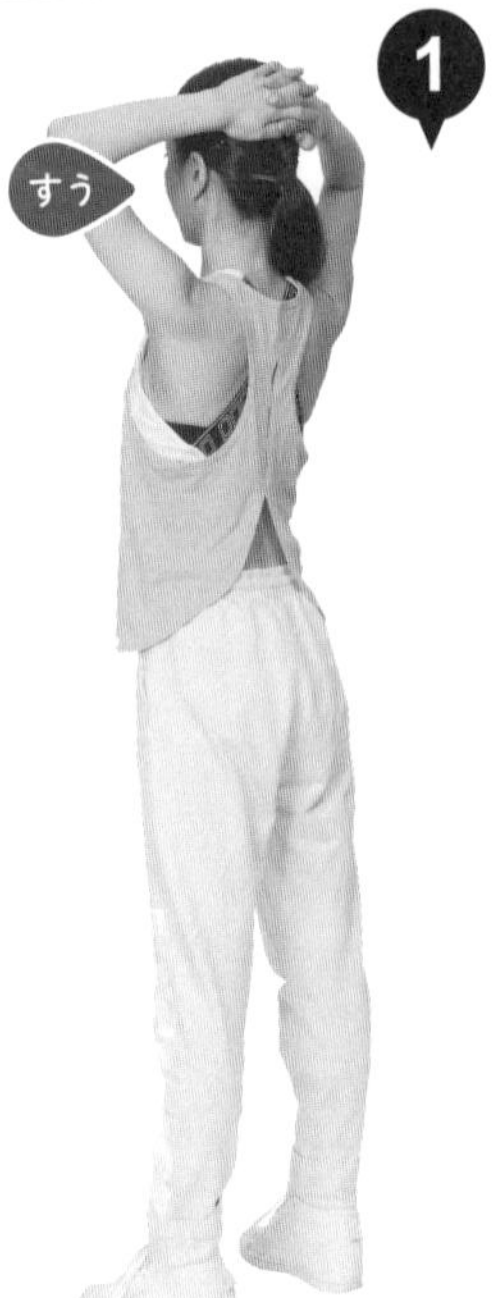

頭の後ろで両手を組み、
息をゆっくりと吸う

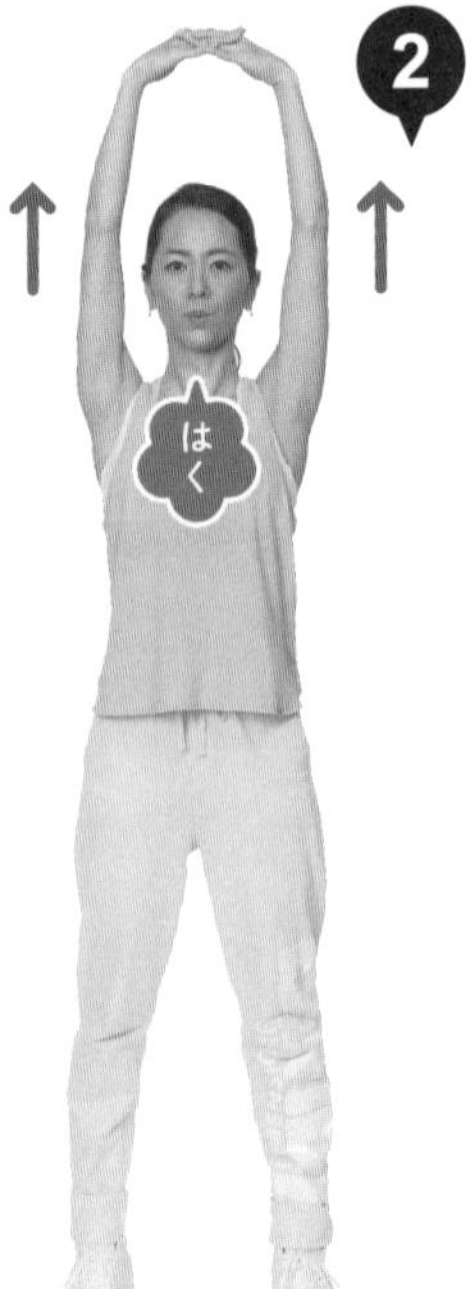

息をゆっくりと吐きなが
ら、両手を真上に伸ばす

呼吸に合わせて、頭上に組んだ両手を上方へ伸ばすことで、体幹周りを広範囲にストレッチします。

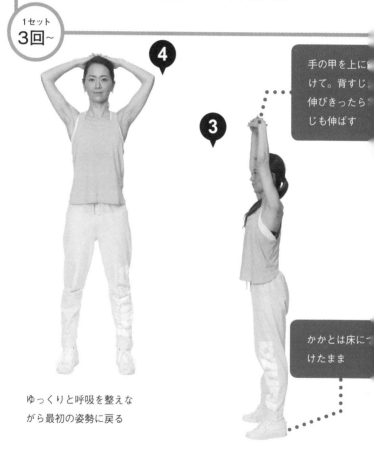

1セット
3回～

4

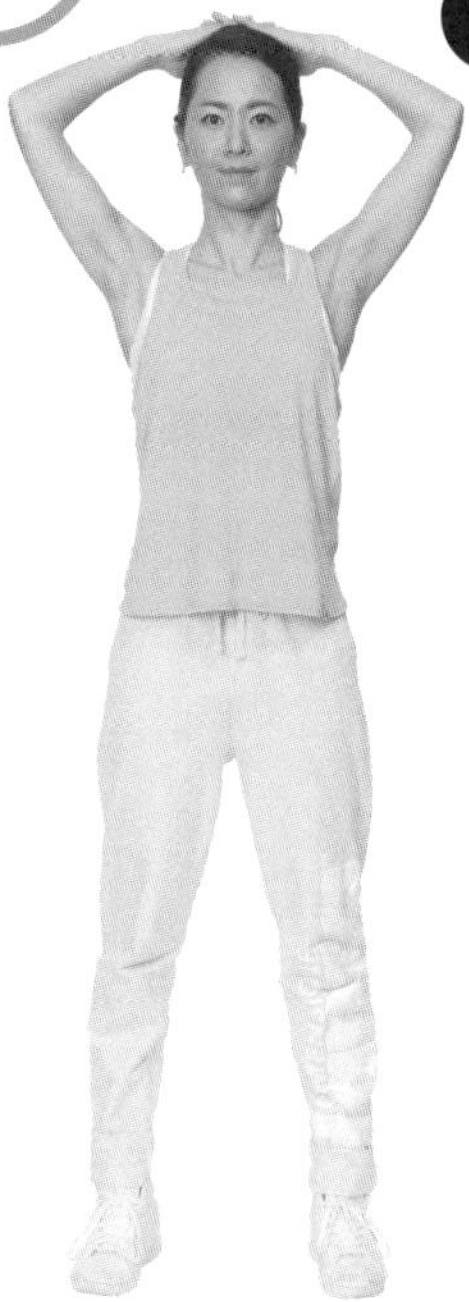

ゆっくりと呼吸を整えながら最初の姿勢に戻る

3

手の甲を上に
けて。背すじ
伸びきったら
じも伸ばす

かかとは床に
けたまま

［部位別］呼吸ストレッチ一覧

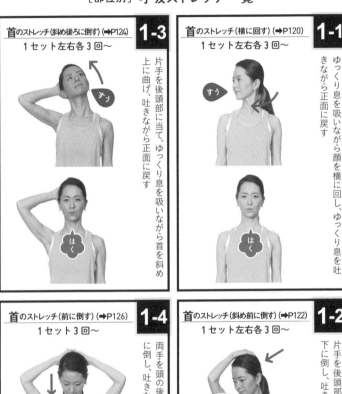

1-1

首のストレッチ（横に回す）（➡P120）

1セット左右各3回～

ゆっくり息を吸いながら顔を横に回し、ゆっくり息を吐きながら正面に戻す

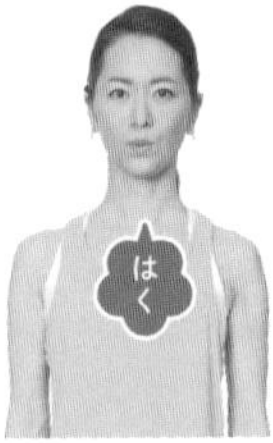

1-2

首のストレッチ（斜め前に倒す）（➡P122）

1セット左右各3回～

片手を後頭部に当て、ゆっくり息を吸いながら首を斜め下に倒し、吐きながら正面に戻す

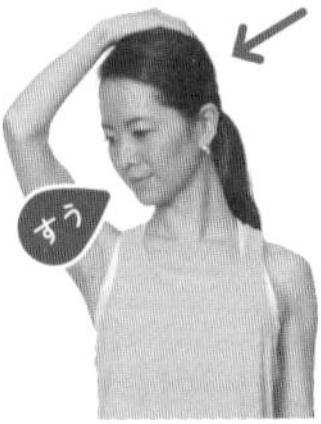

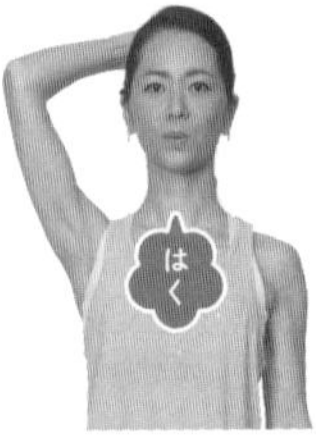

1-3

首のストレッチ（斜め後ろに倒す）（➡P124）

1セット左右各3回～

片手を後頭部に当て、ゆっくり息を吸いながら首を斜め上に曲げ、吐きながら正面に戻す

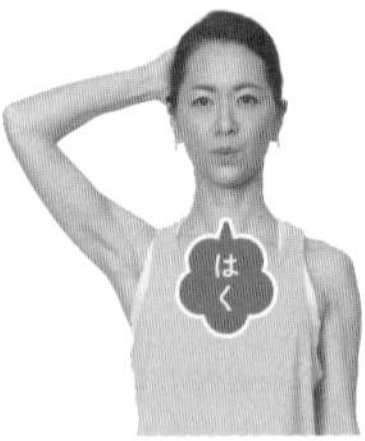

1-4

首のストレッチ（前に倒す）（➡P126）

1セット3回～

両手を頭の後ろに添え、ゆっくり息を吸いながら首を前に倒し、吐きながら正面に戻す

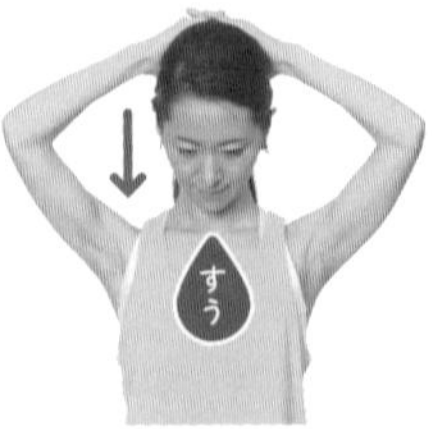

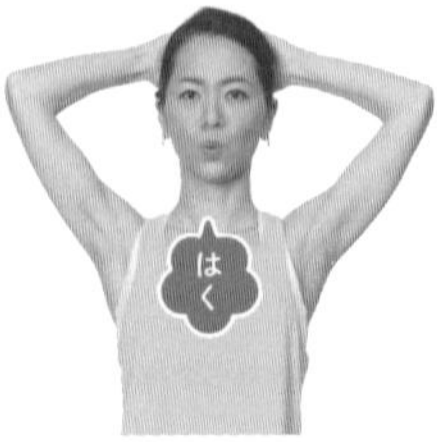

2 肩のストレッチ(➡P128)

1セット各3回〜

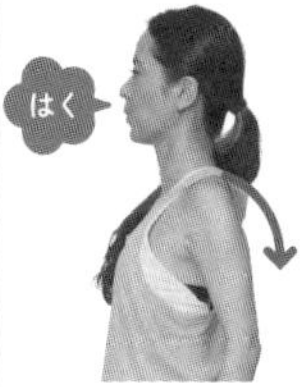

ゆっくり息を吐きながら肩を元の位置に戻す

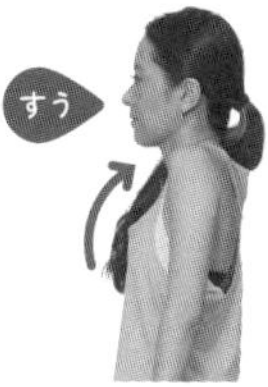

ゆっくり息を吸いながら、肩を前から後ろへ回していく

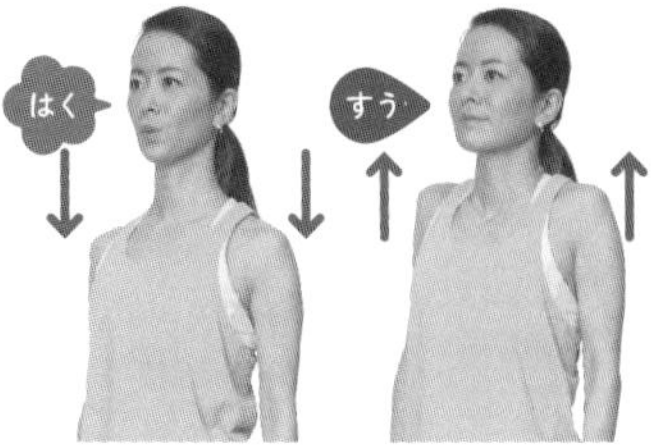

ゆっくり息を吸いながら肩を上げ、ゆっくり吐きながら肩を下げる

3 胸のストレッチ(➡P130)

1セット3回〜

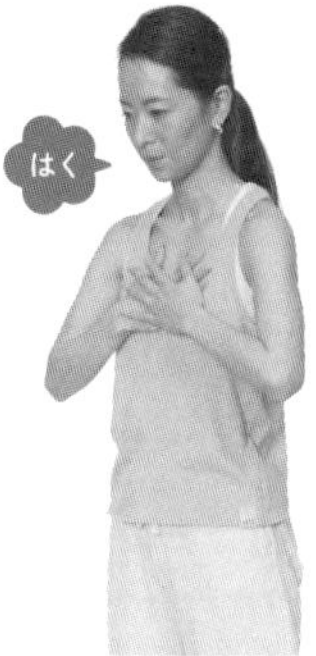

胸の上で両手を重ねてゆっくり息を吐く

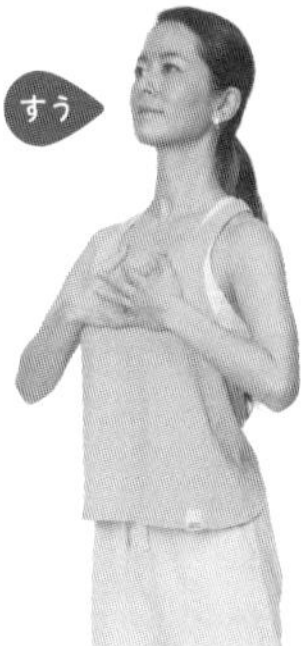

ゆっくり息を吸いながら胸を両手で押し下げる

4 背中のストレッチ(➡P132)

1セット3回〜

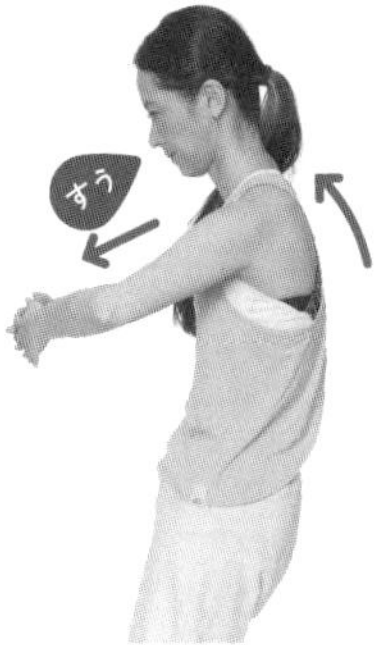

腕を両手で組み、ゆっくり息を吸いながら両手を前に伸ばし背中を丸めていく

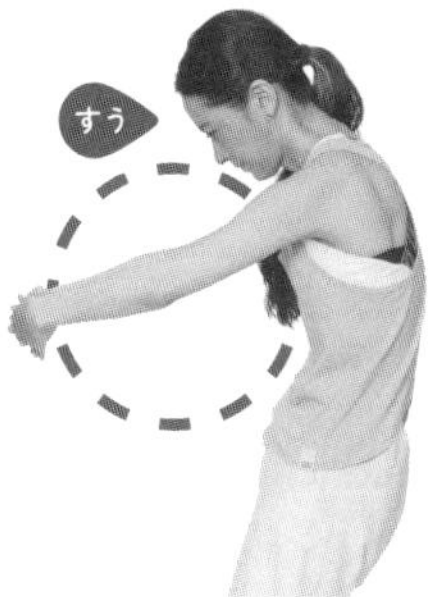

できるところまで背中を丸めたら、ゆっくり息を整えながら元の姿勢に戻す

5 腹部・体側のストレッチ（➡P134）

1セット左右各3回〜

片方の手を後頭部に当て、ゆっくり息を吸う

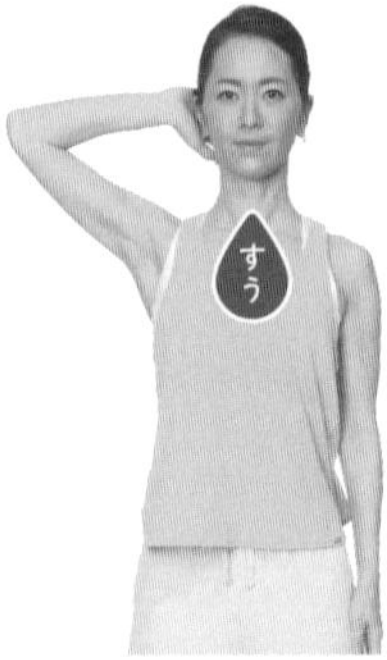

ゆっくり息を吐きながら、身体を真上に伸ばしていく

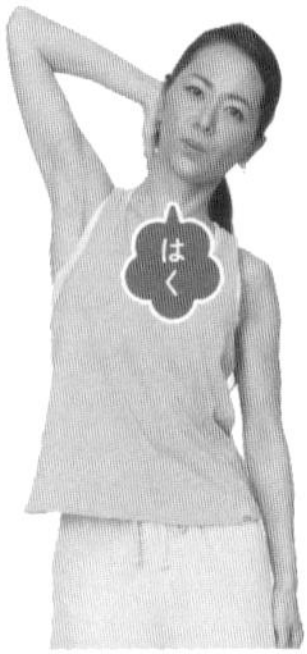

6 胸郭のストレッチ（➡P136）

1セット3回〜

背中側で両手を組みゆっくり息を吸う

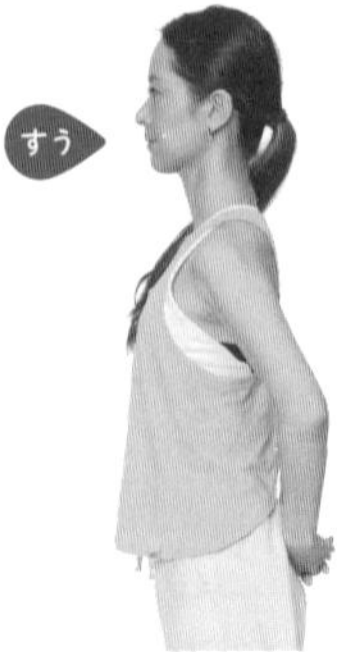

胸を張るようにしてゆっくり息を吐き、両手を後方へ伸ばす

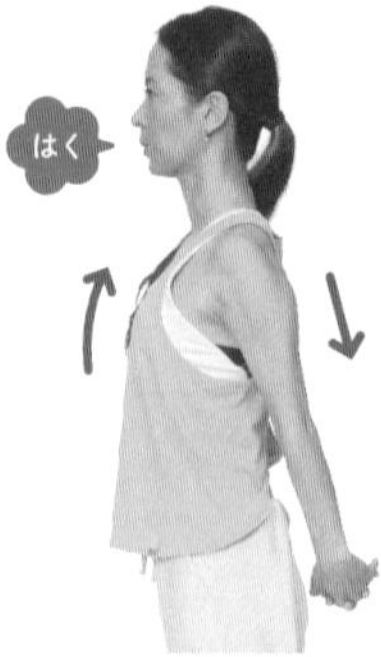

7 体幹のストレッチ（➡P138）

1セット3回〜

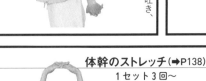

頭の後ろで両手を組み、ゆっくり息を吸う

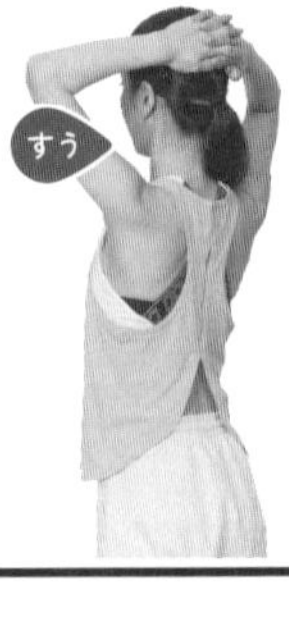

ゆっくり息を吐きながら両手を真上に伸ばす

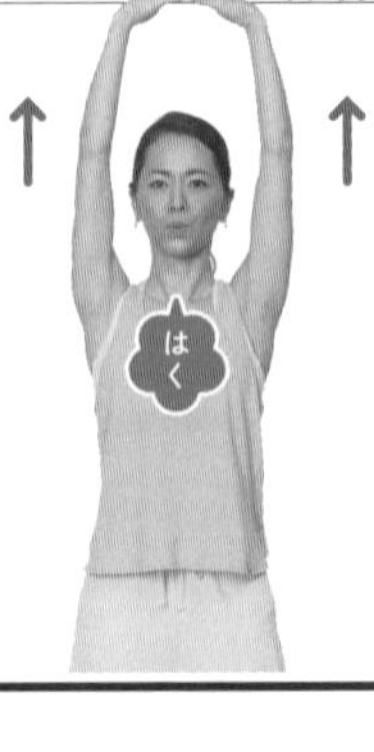

呼吸と姿勢
Q & A

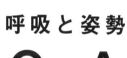

Q1 ストレッチをどれくらいやれば効果があるのですか？　また、毎日続けるコツはありますか？

A

呼吸ストレッチの目的は、直接筋肉を柔らかくすることと、筋肉の中の受容器を柔らかくし、その活動を受ける脳を柔らかく（感情を和らげる）することで筋肉の緊張を取り除くことです。ストレッチの筋肉への直接効果は長くは続きません。数分です。しかし脳が和らげられれば、その効果は長く続きます。半日続くこともあれば、1日続くこともあるでしょう。一度に回数は1セット3回程度でよいでしょう。それよりも1日に何回も行なうことをおすすめします。

続けるコツのひとつは、**毎日決まった時間に行なう**ように習慣づけること。寝る前や起きたときに行なう、食事の前に行なうなどは習慣づけにはよいでしょう。会議の前に必ず行なうように習慣づけるなどもおすすめです。家から出かけるとき、帰ってきたときには玄関の前で行なうのもよいでしょう。

Q2 肩こりや首こりがひどいのですが、効果的なストレッチはありますか？

A

頭を支えている首の筋肉は15種類以上あります。これらの筋肉の働きにより、首を回したり、倒したり、持ち上げたりといろいろな動きができるのです。また、多くの首の筋肉は肩ともつながっていますので、肩を持ち上げたり回したりすることができます。これらの筋肉は呼吸にも関与します。

安静呼吸時に働いている首の筋肉は限られていますが、運動しているときにはより多くの酸素を取り入れるために多くの首の筋肉が動員され換気量を上げます（これらの筋肉は需要が高まった時に呼吸筋として働くので補助呼吸筋とも呼ばれています）。呼吸筋には胸を広げ肺に空気を取り入れるために働く吸息筋と、胸を縮め空気を外に出すために働く呼息筋があるという話をしましたが、首の筋肉はすべて吸息筋です。

肩こりや首のこりはこれらの筋肉が硬くなっていますので、柔らかくする必要があります。本文にも紹介されている首の筋肉のストレッチが有効です。シクソトロピーの理論から、首の筋肉を**ただストレッチするのではなく、息を吸いながらストレッチ**

するとより効果があります。

主な首・背中の筋肉

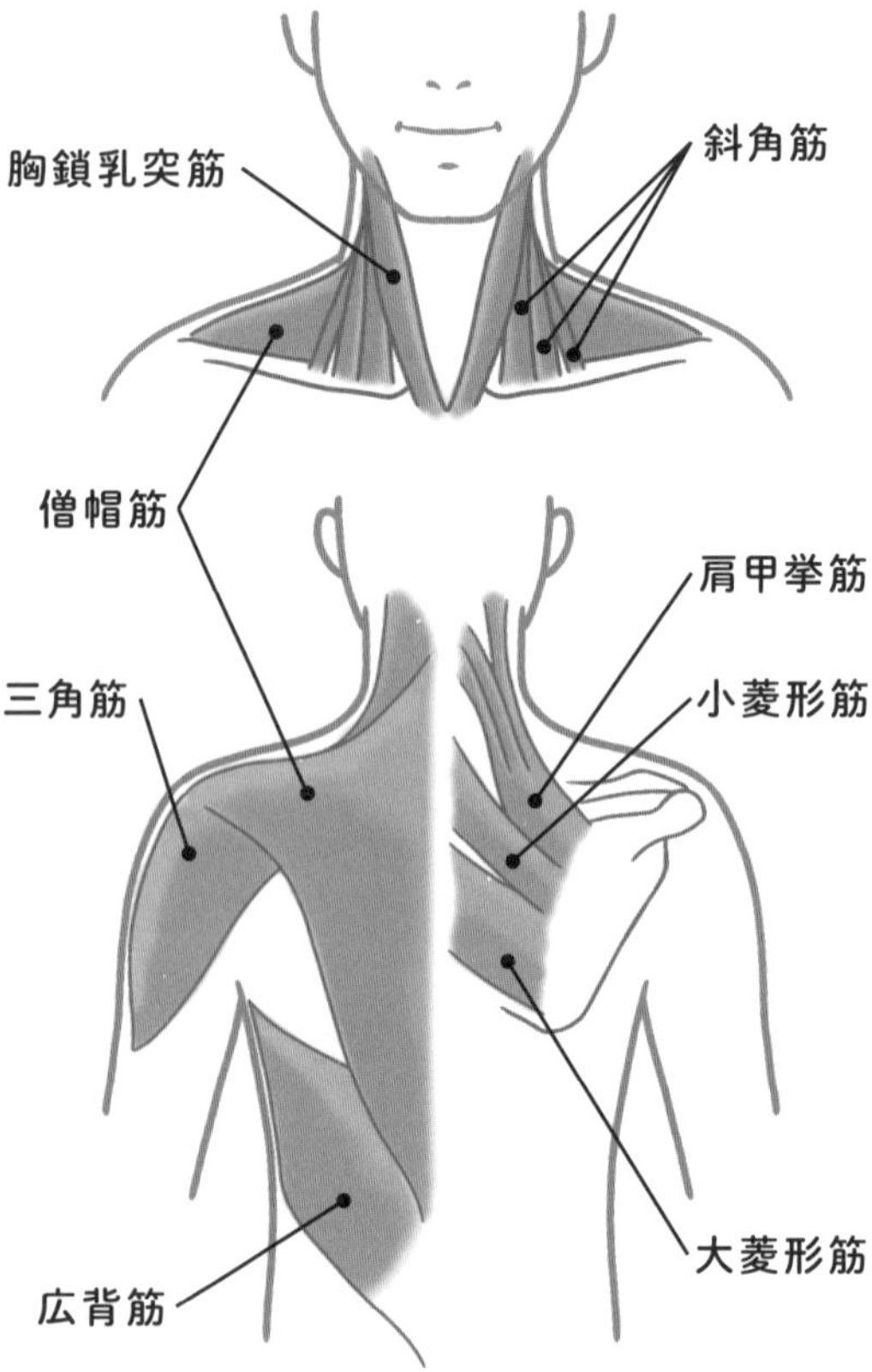
胸鎖乳突筋
斜角筋
僧帽筋
肩甲挙筋
三角筋
小菱形筋
広背筋
大菱形筋

これらの筋肉がこわばっていると、首・肩のこりはもちろん、猫背やストレートネックなどを引き起こす原因になる。

Q3 怒りを覚えたときに深呼吸をするとよいと聞きますが、気持ちを落ち着かせる呼吸法はありますか？

A

怒りは不安や恐れなどと同じくネガティブな感情の中に入りますが、脳の中にこれらの感情をつくり出している部分があります。興味深いのは、ここで生まれる感情の脳活動は呼吸リズムに乗って出てきます。つまり**感情は呼吸と一体でつくられている**のです。感情が変われば呼吸が変わりますし、逆に呼吸が変われば感情も変わってくれます。深呼吸をして気持ちが落ち着くというのは、感情と呼吸が一体だからです。

ネガティブな感情が生まれているときには呼吸のリズムは速くなります。そこで、呼吸をゆっくりにすれば、感情も落ち着いてきます。深呼吸をするということは深い呼吸をすることですが、呼吸が深くなれば呼吸もゆっくりになります。呼吸をゆっくりにするには本書でご紹介している呼吸筋のストレッチが有効です。さらにこの体操は呼吸筋から脳に伝える情報も柔らかくしてくれますので、不快な感覚を抑え、すっきりさせてくれます。

Q4 猫背を治す方法はありますか？

A

変形した脊柱の骨を元に戻すのはなかなか大変です。これは整形外科の領域になりますが、呼吸の面から少しでも防いでいく方法があります。

加齢に伴い骨がつぶれたり、縮んだりして、いわゆる骨粗《こつそ》しょう症《しょう》が起こりやすくなります。特に女性は更年期以後ホルモンの関係で骨粗鬆症になる方が多くなります。歩行速度が遅くなり、身体のバランスも崩しやすく、転倒、そして骨折という一連の流れが生まれてしまいます。猫背にならないように常に背骨を前後左右に動かし、背骨を構成する脊椎骨《せきついこつ》と脊椎骨の間（椎間《ついかん》といいます）を柔軟にしておく必要があります。

また、その**柔軟性を高めるために、取り巻く筋肉を柔らかくし、動きやすくしておくこと**です。本文にも書きましたが、取り巻く筋肉はすべて呼吸筋です。深い呼吸をすることと、ストレッチをして動きやすくすることも猫背予防につながります。本書で紹介している呼吸筋のストレッチを実践してみてください。

Q5 眠りが浅く、夜中や明け方に目を覚ましてしまいます。よく眠れる呼吸法はありますか？

A

眠りが浅くなる原因として、ストレスを抱えたまま寝床に入ることが挙げられます。ストレスの原因も人によりいろいろですし、感じ取るストレスの強さも人により異なります。ある人にはたいしたことないストレスでも、別の人には大きなストレスと感じることがありますが、これはそれぞれの人の持つ特性で、不安尺度からその特性の度合いを示すことができます（**特性不安度**といいます）。

まず、特性不安度が高い人はいろいろなことが気にかかります。本文で呼吸と不安は一体的に動くと解説しましたが（P97）、不安度が高い人は浅くて速い呼吸をしています。不安度が病的に高い人に**過《か》換《かん》気《き》症候群《しょうこうぐん》**がありますが、この人たちは寝ていても過換気になっています。つまり呼吸が速いのです。不安は呼吸と一体ですので、寝る前に呼吸筋のストレッチ体操をしてみてください。それで呼吸がゆっくりになっていれば、いい睡眠がとれると思います。

Q6 よく鼻がつまり、気がついたら口呼吸になっていますが問題ないでしょうか？また、口呼吸と鼻呼吸の違い、それによるメリットやデメリットを教えてください。

A

口呼吸はすすめられませんが、鼻づまりの時には仕方がありませんね。鼻腔《びくう》と口腔《こうくう》は咽頭《いんとう》で合流します。空気は咽頭の先の喉頭を通って気管のほうに入っていきます。ですので、空気を出し入れするということでは鼻でも口でもよいのですが、やはり**鼻呼吸が基本**です。

鼻の機能として大きいのは嗅覚です。嗅覚は最も早く機能する感覚で、特に小動物では、危険を察知するため生まれたとたんに強く働きます。ヒトは危険から逃げるために嗅覚が発達するということはないかもしれません。それより良い香りを嗅ぐことに価値を求めていますね。高齢化社会になり認知症がとかく話題になりますが、アルツハイマー病ではまず匂いがわからなくなります。口呼吸では嗅覚は働きませんので、鼻呼吸が大切です。

鼻の役割としてはさらに異物の除去、というものがあります。鼻には分泌物があり、鼻毛もあります。吸い込んだ空気中の大きな粒子は鼻で除去され肺に入るのを防ぎます。また、鼻には空気を温め、湿らせる、という役割もあります。特に乾燥した寒い冬には鼻による加温・加湿は重要で、冷たく乾燥した空気による気道・肺の障害を防ぎます。

一方、口呼吸にはあまりメリットが見つけられないのですが、COPD（慢性閉塞性肺疾患）などの呼吸器疾患患者さんのリハビリ法として使います。**口すぼめ呼吸**という方法があり、抵抗をつけてゆっくり吐き出すことにより、肺の中の空気の分布を調節します。また、心を穏やかにするために呼吸に意識を集中する方法がありますが、その時には口で呼吸すると意識が呼吸に集中しやすくなります。

Q7 ランニングを始めましたが、最適な呼吸のリズムがわかりません。少しでも楽に走ることができる呼吸法はありますか？

A

走っているときには脚の筋肉ばかりでなく体幹の筋肉も使っています。体幹のすべての筋肉は呼吸筋に属し、負荷が高まるほど、換気量を上げなくてはならず、動員される呼吸筋が増え、呼吸も速くなります。脚の筋肉と体幹の筋肉は一体で動きますので、意識しなくても軽いランニングならば1回吸息で足2、1回呼息で足2という具合に1：2で合ってくるはずです。ランニング速度が速くなるほど、呼吸も速くなり、息苦しさも出てきますので、1：1、さらに苦しくなると呼吸数のほうが足の回数より多くなります。酸素量も足りなくなってきますので、ランニングを終えた後でも激しい呼吸が続きます。これを**酸素負債**と呼んでいます。

ランニングの運動量はその人の考えられるマックスの20～30％という軽・中等度の運動量がよく、それを週5日間続けると心疾患の予防にもなる、とも言われています。息苦しさが起こらないほうが長く走れますので、そのためにも走る前に呼吸筋ストレッチをしておくことをおすすめします。

ランニング時の呼吸のタイミング

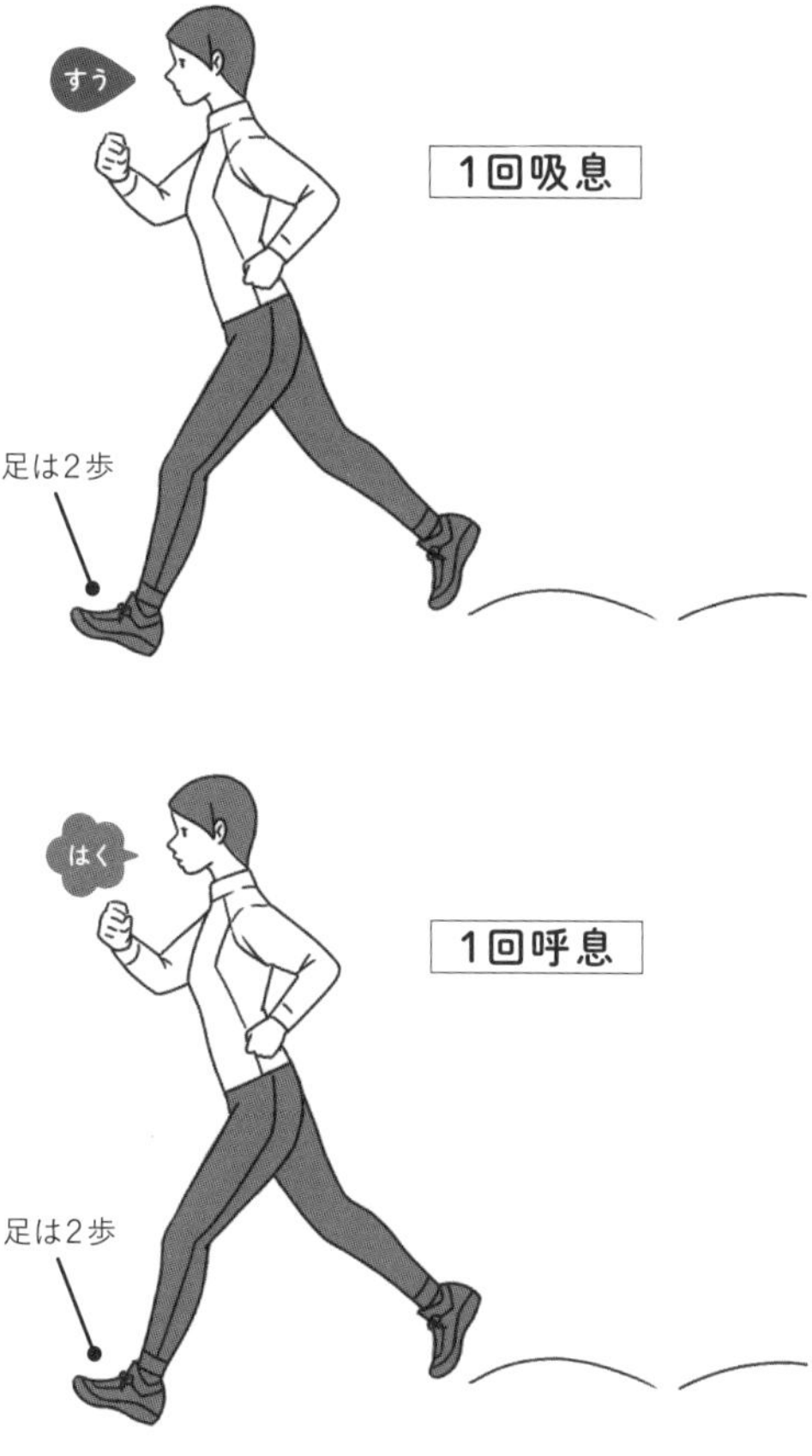

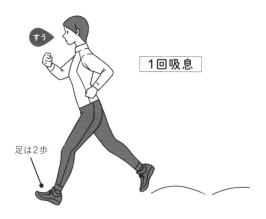

すう
1回吸息
足は2歩
はく
1回呼息
足は2歩

1回息を吸う（吸息）ときに2歩進み、1回息を吐くときに2歩進むくらいのペースの軽いランニングが、長く走れ心疾患の予防にもなる。

Q8 目覚めが悪く、朝はいつも憂鬱です。すっきりと目覚める方法があれば教えてください。

A

目覚めの悪さの原因は、脳と身体の睡眠状態から覚醒状態への切り替えがうまくいかないことによります。そんなときは頭でがんばって起きようと考えてもなかなかうまくいかないので、身体を使いましょう。**寝ながら行なうストレッチが有効**です。

筋肉には動いているという情報を脳に伝えるシステムが備わっています。しかし、眠っているときにはこのシステムはほとんど働いておらず硬くなっています。このシステムを目覚めさせ脳に刺激を与えるために、ストレッチが有効なのです。筋肉の中でも呼吸筋は眠っていても働いていますが、眠っているときは代謝が落ち、取り入れる酸素が少なくて済むため、動員されている筋肉は少なく、呼吸筋の動きも小さくて済みます。呼吸筋にも情報を脳に伝えるシステムは存在し、特に肋間筋にはそのシステムがたくさん存在しています。そのたくさんあるシステムを刺激するために寝ながら呼吸ストレッチをしましょう。

Q9 嫌なことがあるとすぐに気分が落ち込んでしまいます。呼吸を変えることで気分を盛り上げることはできますか？

A

人はだれしも失敗することがあるし、他人と衝突することがあります。家族のこと、家のこと、仕事のことで心配事が尽きない人も多いでしょう。気分は当然落ち込みます。嫌なことや、心配事を考えないようにしようと思っても、それができる人はわずかです。多くの人が長い間引きずってしまいます。頭の中だけで処理するのはなかなか困難です。そのような時、ぜひ呼吸を使ってみてください。

呼吸筋のストレッチは脳内でつくられる呼吸リズムをゆっくりにします。また、呼吸筋からの情報を変えてくれますので、気分が落ち着いてきます。気分が落ち込んでいるとため息が出やすくなりますよね。このため息はいわゆる防御反応で、自然に深い呼吸になり胸の硬さを和らげてくれているのです。呼吸ストレッチをして落ち着いてきたら、ぐっと息を吸って仕事に取りかかりましょう。

おわりに

本文でも触れた通り、正常な呼吸を100、息を引き取ることを0とたとえた際、〝60の呼吸〟になっている人を本当に多く目にします。病気まではいかずとも、不調を感じており、ただその原因が呼吸にあることをわかっていない……。本書を書いたきっかけは、この〝60の呼吸〟の人たちになにかできないかと考えたからです。

寿命が延び、長い人生を生きる時代になりました。このような時代において、日々の呼吸が適切でないことは大きな損失です。しかし、加齢だけでなく、現代のライフスタイル自体が正しい呼吸を難しいものにしています。

その大きな要因のひとつが、スマートフォンなどの液晶画面を見る時間が大幅に増えたことです。人は手元のものを見るとき、どうしても背筋を丸めてしまいます。それは人体の構造上、仕方ありません。ただし、丸まった背中で正しい呼吸ができないのも同じ道理なのです。

人が今の身体に進化した際、ここまで手元に情報が集まってはいませんでした。テレビを見るときですら「姿勢よく」と注意されていた私たちにとって、スマホを姿勢よく見続けることは至難のワザです。

かといって時代の変化は避けられませんし、せっかく発展した文明を手放すことも現実的ではありません。つまり、現代では意識的に呼吸を正す必要があるのです。


正しい呼吸を身につけることは、決して難しいことではありません。本書のストレッチは、紹介した通り寝ながら簡単に行なうこともできます。どうか騙されたと思って、毎日続けてみてください。そのうち、ある日自分の姿勢がよくなっていること、感じていた不調が改善されていることに気づくはずです。そして気づいてしまったら、ストレッチをしているとき以外でも、呼吸に意識が向くようになるでしょう。

しばらく座っていた状態から立ち上がった瞬間、「あ、さっきまで背筋が丸まって呼吸が浅くなっていたな」と、ふと考えるようになっています。そうしたら、深い呼吸でストレッチしてみてください。きっと気持ちがいいはずです。そしてこれが、呼吸の魅力なのです。正しい呼吸を行なえば、人は呼吸だけでも小さな幸せを感じることができます。それはとても素敵なことだと思いませんか。

もし本書を読んでくださったあなたの周りに、あなたと同じように不調を感じている方がいらっしゃいましたら、ぜひ本書をすすめていただけるとうれしいかぎりです。もしかしたらその方も、不調の原因が呼吸だということに気づいていないのかもしれません。そのためにも、自信をもっておすすめできる内容を書き上げたつもりです。

正しい呼吸を身につけることで、多くの不調は改善されます。そして目に見える変化として姿勢が改善されます。精神にも好影響を与えます。一石で二鳥も三鳥も狙えるのです。だからこそ、本書が〝60の呼吸〟を行なっている人にひとりでも多く届くことを願っています。

本間生夫

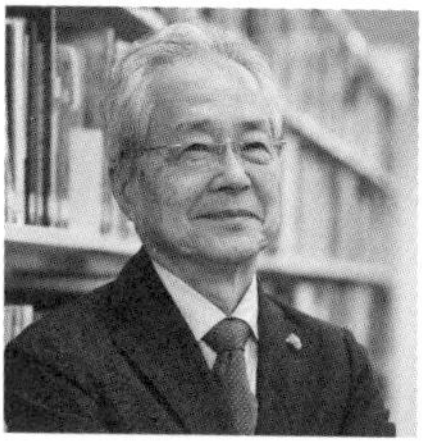

[著者略歴]

本間生夫

(ほんま・いくお)

1948年生まれ。東京慈恵会医科大学卒業。医学博士。86年より昭和大学医学部第二生理学教室教授、2013年より東京有明医療大学副学長を経て、17年より東京有明医療大学学長。専門は呼吸神経生理学。日本生理学会常任幹事、日本生理学会副会長、日本体力医学会理事、厚生省特定疾患調査研究評価委員長、文部科学省大学設置・学校法人審議会専門委員、日本学術会議連携会員、文部科学省教科用図書検定調査審議会第八部会会長、文部科学省教科用図書検定調査審議会会長等を歴任。ほかに昭和大学名誉教授、日本情動学会理事長、NPO法人安らぎ呼吸プロジェクト理事、日本体力医学会健康科学アドバイザー兼任。著書に『呼吸を変えるだけで健康になる』(講談社)、『すべての不調は呼吸が原因』(幻冬舎)、『心と体をラクにする呼吸スイッチ健康法』(大泉書店)などがある。

猫背、肩こりをスッキリ改善

呼吸ストレッチ

2020年2月27日　第1刷発行

著　　者　本間生夫
発 行 人　土井尚道
発 行 所　株式会社 飛鳥新社
〒101-0003
東京都千代田区一ツ橋2-4-3 光文恒産ビル
☎（営業）03-3263-7770
☎（編集）03-3263-7773
http://www.asukashinsha.co.jp

編集協力　上野 茂／滑川弘樹
ブックデザイン　轡田昭彦＋坪井朋子
イラスト　桑山 実
撮　　影　織田 紘
モ デ ル　本間亜矢子

印刷・製本　中央精版印刷株式会社

ISBN978-4-86410-743-3

編集担当　池上直哉